AF603452

EAUX THERMO-MINÉRALES

CHLORURÉES SODIQUES

DE

BOURBONNE-LES-BAINS

(HAUTE-MARNE);

Par MM. le Dr CABROL,

Médecin principal, chef de l'hôpital thermal,

Et le Dr TAMISIER,

Médecin aide-major, chef de clinique au même établissement.

(EXTRAIT DES RAPPORTS OFFICIELS ADRESSÉS AU CONSEIL DE SANTÉ DES ARMÉES ET A L'ACADÉMIE PENDANT LES ANNÉES 1855, 1856 ET 1857.)

PARIS,

IMPRIMÉ PAR HENRI ET CHARLES NOBLET

56, RUE SAINT-DOMINIQUE.

1858

AVANT-PROPOS.

Le règlement des hôpitaux thermaux militaires fait un devoir aux médecins chefs de ces établissements, d'adresser chaque année au Conseil de santé et à l'Académie un rapport d'ensemble sur le service des eaux minérales. Ce sont les extraits des rapports des trois dernières années que nous livrons à la publicité, à une époque où l'hydrologie médicale attire, à juste titre, l'attention de l'autorité et du monde médical.

L'hydrologie médicale possède aujourd'hui son académie, une chaire, un organe dans la presse ; de tous les côtés les praticiens se font un noble devoir de signaler les résultats de leurs observations. Nous avons voulu, comme eux, apporter notre tribut à cette renaissance qui restitue définitivement à la médecine des eaux le rang qu'elle mérite dans la thérapeutique.

EAUX THERMO-MINÉRALES

CHLORURÉES SODIQUES

DE BOURBONNE-LES-BAINS

(HAUTE-MARNE).

> Auriferas dives, jactet Pactolus arenas
> Ditior hæc offert mortalibus unda salutem.
> (JUVET.)
>
> Roule tes sables d'or, Pactole si vanté :
> Plus riche, aux malheureux j'apporte la santé.
> (Trad. de WALFERDIN.)

I.

OBSERVATIONS GÉNÉRALES SUR L'ACTION THÉRAPEUTIQUE DES EAUX ET SUR LEURS EFFETS PHYSIOLOGIQUES.

Les eaux thermo-minérales de Bourbonne constituent une médication éminemment complexe. *Essentiellement utiles dans* presque *toutes les affections chroniques* et *atones*, on peut les considérer, d'après les connaissances hydrologiques actuelles, comme agissant par leur température, par leurs principes salins, par quelques éléments spéciaux dont l'effet est indéterminé, et par leurs modes d'emploi. Parmi ces derniers, la douche, l'un des principaux, ajoute à l'action dynamique du médicament celle de la percussion, qui excite la peau et les tissus profonds, augmente l'influx nerveux, accroît la circulation capillaire, et provoque ainsi dans l'économie un état insolite qui, souvent renouvelé, facilite l'effort de réaction.

La chaleur joue un rôle considérable, soit comme médicament en lui-même, soit comme véhicule des principes contenus dans les eaux. Dans le premier cas, elle excite la circulation périphérique, rend plus actives les fonctions cutanées, et, dans le second, elle facilite l'absorption des agents médicamenteux recélés dans l'eau thermo-minérale. Un de ces agents prédominants est le chlorure de sodium ou sel marin, qui joue dans l'économie un rôle physiologique incontestable, puisque nous l'y rencontrons à l'état normal, et, singulière coïncidence! dans des proportions analogues à celles des eaux de Bourbonne : cinq grammes par litre ! C'est tout naturellement à ce principe que nous devons rapporter une part de l'énergie des eaux. C'est à lui, en effet, qu'elles doivent une grande partie de cette action tonique, stimulante et résolutive, généralement reconnue par les auteurs et les praticiens de toutes les époques. Mais est-ce bien la seule action mise en jeu dans l'opération curative des maladies traitées dans notre importante station thermale? Combien de médicaments possèdent à un haut degré ces mêmes propriétés et n'agissent pas comme les eaux salines! Les stimulants et les toniques suffisent-ils, par exemple, au traitement des affections scrofuleuses? Ils n'en sont qu'un énergique adjuvant. Le sel marin lui-même, dans sa pureté, n'agit pas comme nos eaux thermales. Les eaux artificielles ne remplacent pas les eaux naturelles. Les agents qui entrent dans leur composition constituent une médication spéciale dont nous n'analyserons pas l'action intime, mais que la thérapeutique actuelle rapporte à la médication altérante et substitutive dans laquelle le brôme, l'iode et l'arsenic, reconnus dans les eaux, tiennent une place importante.

En consultant la tradition locale et nos faits cliniques, nous trouvons que l'état général des sujets scrofuleux s'améliore presque toujours par l'usage interne et externe des eaux de Bourbonne, et que les affections dépendant de cette diathèse s'améliorent et guérissent même, à la condition que le poumon soit intact.

Aussitôt que la phthisie se manifeste, les eaux chlorurées sodiques sont contraires et ne sont propres qu'à hâter ses progrès. Elles sont trop excitantes pour un organe aussi impressionnable que le poumon, toujours disposé à s'enflammer. Mais en dehors de cette manifestation, les eaux de Bourbonne conviennent éminemment aux scrofuleux. Dans la scrofule, les eaux agiraient donc par leur thermalité, qui augmente la circulation capillaire, par le chlorure de sodium, excitateur physiologique et reconstituant, enfin par l'action altérante de l'ensemble de ses principes. Jusqu'ici l'influence électrique des eaux, appuyée, dans l'ouvrage de M. Ballard, sur des faits qui ne supportent plus guère l'analyse, ne nous est pas assez démontrée pour lui assigner sa véritable place: si elle intervient, son rôle doit être plus considérable qu'on ne le suppose, et nous ne croyons pas à propos de la faire figurer encore dans les éléments principaux ou accessoires des eaux ; elle doit rester, là comme ailleurs, à l'état expérimental jusqu'à ce qu'il soit possible d'établir ses formules et de les appliquer. Il reste à mentionner cependant un dernier groupe de causes de succès dans le traitement des eaux : ce sont les influences hygiéniques. L'exercice ou le repos, la distraction, le changement d'air et de nourriture, ainsi que les modifications morales, ont bien quelque puissance sur les maladies d'un certain ordre, mais il ne faut pas l'exagérer, comme on l'a fait, au détriment du médicament lui-même. Certes, il faut en tenir compte, et nous en faisons tous, les premiers, une des conditions essentielles d'un bon traitement; mais il n'est venu à l'idée de personne de leur confier absolument la guérison de lésions telles que caries, fistules, plaies d'armes à feu, paralysies, entorses, etc., que nous voyons ou guérir ou s'améliorer sous l'influence spéciale de nos eaux, favorisée par tout ce que l'art médico-chirurgical met à notre disposition.

Nous avons dit quelle était l'action curative des eaux thermo-minérales de Bourbonne, nous devons ajouter qu'elle ne cesse pas aussitôt le traitement terminé, elle se prolonge quelque temps après et prend alors le nom de consécutive. Cette propriété, qui de prime-abord paraît extraordinaire, est reconnue par tous les praticiens qui se sont occupés des eaux, et nous la comprenons aussi facilement que beaucoup de faits semblables de la thérapeutique ordinaire et que personne ne nie. Ne voyons-nous pas, sous l'influence du traitement mercuriel, des accidents locaux guérir après la cessation du traitement spécifique? Ne voyons-nous pas souvent des malades qui abandonnent les conseils d'un médecin qui, disent-ils, ne les guérit pas, s'étonner d'une cure inattendue, alors que toute médication avait cessé? La médication substitutive, en effet, guérit en remplaçant l'état chronique par l'état aigu, qui réclame pour disparaître la cessation de l'influence qui l'a fait naître ; la médication altérante suffisamment prolongée doit être interrompue pour laisser à l'organisme modifié le complément de la guérison. Et puis l'amendement de l'état général ne doit-il pas surtout réagir sur les lésions locales, alors qu'après la saison il a acquis son maximum d'action avec son maximum de développement ?

Quelle que soit, du reste, l'explication de l'action consécutive, elle est un fait acquis qui nous est démontré chaque année par les certificats que nous recevons des médecins de tous les régiments et de tous les hôpitaux de l'armée. C'est sur elle que l'on doit le plus sérieusement compter ; car les effets immédiats n'expriment souvent qu'une perturbation fébrile, aggravation momentanée de l'affection, inhérente à un des modes d'action des eaux.

Les eaux de Bourbonne dans leur pureté ne conviennent pas à toute nature maladive. Trop actives pour les unes, d'autres leur sont véritablement réfractaires. Parfaitement indiquées dans certaines maladies, elles sont nuisibles dans d'autres, qui souvent compliquent les premières. Mais, comme toute médication, celle-ci peut être aidée ou mitigée.

Les principes fixes des eaux salines de Bourbonne, non susceptibles, comme ceux des eaux sulfureuses, gazeuses et ferrugineuses, de se décomposer, leur permettent de conserver leur spécialité d'action après être refroidies comme après avoir été étendues d'eau. Elles peuvent recevoir des correctifs qui augmentent ou diminuent leur activité, enfin leur usage ne doit jamais exclure le secours de la chirurgie et de la médecine.

L'activité des eaux est graduée par le mélange d'eau douce, par la diminution de leur température, par l'addition de sulfure de potassium, qui est un correctif de leur excitation trop violente. Elles sont un excellent véhicule de quelques médicaments, tels que l'iode, l'iodure de potassium, les sels de magnésie et de soude, dont l'addition est pleinement justifiée par les indications. Quand surgissent des contre-indications du traitement salin, telles que goutte, gravelle, engorgements de la prostate, maladies des voies urinaires, des intestins, constipation, chlorose, etc., l'eau thermale supprimée en boisson est remplacée par les eaux minérales froides, diurétiques, purgatives, ferrugineuses, alcalines ou gazeuses, qui contre-balancent l'action fâcheuse de nos eaux sur ces affections. Dans ce but, une buvette annexée à la pharmacie est alimentée d'eaux diurétique, magnésienne et ferrugineuse de Vittel, d'eau de Vichy, de la fontaine de Larivière ferrugineuse, et de la fontaine Maynard légèrement diurétique, et que, vu sa proximité, il vaut mieux aller boire à la source.

La gymnastique appropriée à quelques lésions traitées aux eaux de Bourbonne ne peut que faciliter l'heureuse influence de ces dernières; aussi avons-nous organisé plusieurs appareils que, par la suite, nous compléterons en raison des nécessités.

Enfin un auxiliaire puissant de nos eaux est la faradisation localisée. La plupart des affections qu'on traite à Bourbonne sont précisément du domaine de l'électricité, et son administration judicieuse est appelée à rendre d'éminents services, en complétant la thérapeutique des eaux thermales. Cette année, l'électricité a été l'objet d'un rapport précis et consciencieux de la part de M. le docteur Navarre, qui l'a appliquée pendant toute la saison, et on a obtenu de notables succès.

En présence d'une thérapeutique aussi importante que celle des eaux, et à laquelle viennent s'adjoindre tant d'éléments de succès, nous nous sommes souvent demandé s'il n'était pas possible de l'utiliser en tout temps. On opposera à notre conviction l'action répercussive des températures froides sur la peau dont les fonctions sont activées par la chaleur des bains; mais cette objection, toute judicieuse qu'elle soit, tombera du moment qu'un aménagement convenable de notre établissement lui enlèvera sa raison d'être, et quand un perfectionnement des moyens de transport permettra aux malades externes de se rendre de leur habitation à l'hôpital à l'abri des influences climatériques. Ne prescrit-on pas journellement des bains dans les hôpitaux? Attend-on la belle saison pour soumettre les malades au traitement thermo-minéral artificiel? La permanence de notre hôpital nous permettrait de continuer le traitement de beaucoup de malades en voie d'amélioration, des malades surtout qui, même pendant l'été, ne peuvent profiter du traitement hygiénique externe : paralysies, entorses graves, tumeurs blanches, plaies d'armes à feu, et tout ce qui ressort de la diathèse scrofuleuse, sauf la phthisie pulmonaire; elle nous permettrait de traiter un plus grand nombre de militaires dont l'état s'aggrave en attendant la saison d'été dans les hôpitaux militaires. Les anciens baignaient en hiver, et nous sommes persuadés que les effets consécutifs qui se développaient alors sous l'influence de la belle saison devaient être plus importants que sous l'influence de l'hiver, qui renouvelle au lieu d'améliorer la plupart des maladies.

Après cet aperçu sur le mode curatif de la médication thermo-minérale de Bourbonne, nous arrivons naturellement à la description de ses effets physiologiques. Nous suivrons autant que possible dans cette étude l'ordre chronologique de leur apparition.

L'action immédiate du bain, qui forme le fond du traitement, est semblable à celle des bains ordinaires chauds et tempérés. Seulement l'excitation cutanée, grâce aux principes salins, est moins éphémère que par l'eau douce. La réaction qui succède à l'appel du sang à la périphérie, n'est pas aussi subite et favorise moins les congestions viscérales.

Sous l'influence des bains tempérés, l'économie absorbe facilement le véhicule des principes médicamenteux, et ceux-ci, en petite quantité ; sous l'influence des bains chauds, au contraire, elle perd de ses liquides et s'empare des sels en plus grande abondance. Il résulte naturellement de cette propriété de la chaleur, étudiée dans ces derniers temps par d'habiles et consciencieux expérimentateurs, que l'excitation produite est en raison de la thermalité. Résultat important pour la thérapeutique, et que l'observation faisait pressentir.

Dès les premiers jours du traitement, l'appétit augmente, et les malades, sous l'influence d'un changement brusque d'habitudes et d'hygiène, éprouvent souvent un amendement subit dans leur état général et local. Mais avec les progrès du traitement surgissent les symptômes qui lui sont particuliers. L'économie, qui se sature des principes des eaux, en éprouve bientôt une excitation qui se traduit par la fièvre dite *thermale*. C'est du huitième au douzième jour, souvent plus tard, qu'elle se déclare, quelquefois même à la fin de la saison. Les prodrômes sont : la diminution de l'appétit, qui naguère s'était accru, un peu de céphalalgie non localisée, ou plutôt de la pesanteur de la tête, la constipation, plus rarement la diarrhée. Ces accidents augmentent du jour au lendemain; on constate alors l'état saburral des voies digestives, l'anorexie, la soif, l'insomnie, l'inquiétude, l'excitation du pouls. En même temps, les douleurs augmentent souvent pour disparaître et reparaître plus tard à des époques indéterminées. Ces phénomènes ne doivent pas inquiéter les malades, qui généralement sont prévenus de leur apparition probable. La fièvre est loin cependant de se montrer communément avec tout ce cortège de symptômes, elle ne se traduit souvent que par quelques caractères fugitifs auxquels même on apporte peu d'attention, mais rarement l'immunité sera complète. On observera toujours quelques faits insolites, symptômes larvés non équivoques d'une excitation qui, chez un malade plus impressionnable, se serait traduite par la fièvre type.

Cette fièvre, selon nous, est incomplètement appelée thermale. Il est certain que les bains ordinaires chauds, les bains de vapeur même, ne la produisent pas, du moins aussi souvent, à un aussi haut degré. Les agents spéciaux à nos eaux unissent leur action à la thermalité et provoquent ainsi cet effet physiologique qu'elles ont en commun avec beaucoup de médicaments actifs, tels que l'iode, le brôme et la plupart des substances du même ordre.

Nous nous garderons bien de dire que cette pyrexie est nécessaire à la guérison, et toujours d'un bon pronostic. Que de malades, en effet, n'avons-nous pas vu éprouver en son absence les bienfaits des eaux, et *vice versa!* Son énergie, nullement en rapport avec le résultat définitif, est l'expression simple d'une susceptibilité nerveuse développée.

Cet épiphénomène ne dure guère que deux, trois ou quatre jours. On le voit parfois renaître à la fin du traitement; quelques malades même l'ont conservé pendant toute la saison.

Le traitement thermal ne produit jamais cette hyposthénie, qui ne permet pas un long usage des bains domestiques. Si parfois nous observons, après la fièvre thermale bien caractérisée, des symptômes analogues, ils sont dus à l'éréthisme, qui trouvera bientôt son contre-poids dans une alimentation réparatrice diminuée pendant la fièvre. C'est, en effet, grâce à ce régime, qui prête un point d'appui à l'action névrosthénique des eaux, que nous pouvons prolonger le traitement minéral sans trop fatiguer l'économie. Aussi, n'est-ce pas sans un motif sérieux que nous demandons qu'on maintienne l'amélioration de l'alimentation actuelle de nos malades. Les excitants doivent certainement être bannis du régime des eaux, mais la nourriture doit être plus tonique que d'habitude, et l'augmentation de l'appétit en réclame davantage.

L'accroissement des douleurs est très-ordinaire pendant l'usage des eaux et se déclare à plusieurs époques. C'est principalement à la fin de la saison, du seizième au vingt et unième bain; j'ai déjà dit que nous les constations aussi avec l'apparition de la fièvre. A la reprise du traitement, elles se déclarent aussi bien au commencement qu'à la fin.

Au moment de la fièvre et plus tard, les plaies éprouvent aussi l'excitation locale et semblent momentanément s'aggraver. Nous avons maintes fois observé, du reste, depuis la guerre d'Orient, que les plaies qui avaient été primitivement envahies par la pourriture d'hôpital, reprenaient ce caractère putride que la continuation des eaux ne faisait qu'augmenter. Aussi nous nous sommes toujours vu obligés de suspendre une partie du traitement et quelquefois même son ensemble, pour recourir aux moyens préconisés en pareil cas. Cet accident reparaît au même titre que la syphilis, dont je parlerai tout à l'heure.

Dans la deuxième partie du traitement, on voit souvent surgir des phénomènes d'irritation cutanée. Cette année, notre statistique nous en fournit 52 exemples bien caractérisés, appartenant à différents ordres de maladies de la peau, exanthèmes, vésicules, pustules, papules, furoncles, etc.; une de ces manifestations, la plus remarquable, qui nous paraît être spéciale, est un exanthème rubéoliforme qui couvre les poignets, les bras, les cuisses et parfois tout le corps. Ces éruptions se développent surtout quand les sueurs sont excessives, quand les principes des eaux éliminés par elles leur communiquent des propriétés excitantes. Il est généralement accepté que ces phénomènes appelés *poussés* sont un bon signe.

Il n'est pas d'année que nous ne voyions aussi à cette époque apparaître chez des personnes qui ont été atteintes de syphilis mal guérie, des symptômes d'infection générale, à l'état latent, parfois depuis longtemps. Ces accidents se reproduisent par le même mécanisme que les affections cutanées simples, soit sur la peau, soit sur les muqueuses de la gorge. L'usage des eaux n'en modifie en rien le traitement et le résultat. Il n'en est pas de même des écoulements uréthraux et des affections catarrhales de la vessie, qui maintes fois dès le principe de la saison renaissent ou s'aggravent. La suspension des bains est le plus souvent nécessaire à la guérison. Mais nous nous éloignons de notre sujet.

L'augmentation de la transpiration est souvent remplacée par une sécrétion urinaire abondante. Ces fonctions sont toujours activées aux dépens l'une de l'autre, selon que l'élimination des sels a choisi un de ces deux émonctoires naturels. Nous avons observé plusieurs fois l'abondance de la sécrétion salivaire, et dans un cas la malade accusait un goût salé très-prononcé, symptôme que nous avions entendu signaler par M. le docteur Magnin. Enfin la diarrhée semble parfois se substituer aux excrétions cutanées et urinaires, contrairement au fait ordinaire, qui est la constipation.

L'orgasme vénérien paraît s'accroître, au dire de quelques malades, mais on comprend combien il est difficile d'étudier cette influence sur laquelle nous n'avons aucune donnée sérieuse.

Nous aurions pu étudier les effets physiologiques des eaux en passant en revue les différentes fonctions. A ce mode, qui eût trop allongé notre sujet, nous avons préféré rapporter les principaux dans un ordre plus ou moins naturel, nous réservant, quand l'occasion se présentera dans la suite de notre rapport, de réparer quelques omissions qui n'ont pas du reste le caractère de généralité des faits qui sont le sujet de cet article. Il nous resterait cependant encore à parler de l'influence des eaux sur la menstruation. Notre pratique ne nous a pas permis jusqu'ici de contrôler les assertions de nos devanciers, et nous nous tiendrons à ce sujet dans une réserve que nous espérons rompre plus tard, quand des faits naturellement étrangers à notre établissement nous auront permis d'asseoir notre jugement.

Avant d'arriver à l'action thérapeutique des eaux, nous croyons devoir en décrire les différents modes d'administration. Nous serons d'autant plus bref dans cette description, que plus tard nous en signalerons les applications en regard de chaque maladie.

II.

DU MODE D'ADMINISTRATION DES EAUX, DU TRAITEMENT THERMAL EN GÉNÉRAL, ET DE L'HYGIÈNE DES EAUX.

Les eaux de Bourbonne s'administrent en bains, douches, boissons, fomentations, irrigations, etc.

Bains. — Nous n'administrons à Bourbonne que des bains chauds et tempérés. Ces derniers, de 31° à 36°, sont les plus agréables et les plus ordinairement prescrits.

Nous n'avons recours aux premiers que dans quelques cas de rhumatisme avec atonie profonde, et toutes les fois que nous avons besoin de fortes réactions. Ils sont plus excitants que les bains à température indifférente, nous en avons dit le pourquoi. Nous n'avons pas cru devoir accepter comme règle générale l'ancienne habitude de mitiger les premiers bains, mais nous ne négligeons pas de le faire cependant pour certains malades très-affaiblis, excitables, et dans certains cas où l'on peut craindre de réveiller trop violemment les susceptibilités maladives. Souvent même, dans le cours du traitement, nous y avons recours, ainsi qu'aux bains sulfureux, aux bains de son, quand il faut réprimer une excitation trop violente. Dans certaines affections à forme congestionnelle, les grands bains sont remplacés par les bains de siège, et les demi-bains associés aux affusions froides et pris dans un cabinet particulier moins chaud que la salle commune (bains spéciaux). Les bains sont le plus ordinairement de trois-quarts d'heure à une heure. L'eau, préalablement mélangée au moyen d'une rame, est mise au degré de température prescrite, et le malade y entre complètement nu; tout vêtement nuit au contact complet de l'eau et surtout à l'action des courants que les mouvements du malade font naître. Autant que possible, la température est maintenue au même degré. Le sommeil est généralement interdit, ét tout particulièrement dans les affections cérébrales. Le baigneur doit s'occuper de son traitement, il se donnera du mouvement, se frictionnera quand il sera nécessaire, toutes choses qu'on néglige trop souvent et qu'on traite à tort de futilités. A la sortie de l'eau, le malade est immédiatement recouvert d'un peignoir chaud, et d'un deuxième peignoir de flanelle s'il doit passer de la chambre du bain au cabinet de douche. Enfin, dès qu'il se sera parfaitement essuyé et chaudement habillé, il se rendra à la fontaine chaude pour faire son traitement interne. Les officiers se baignent dans des baignoires, les sous-officiers et soldats qui ne présentent pas d'indications particulières, dans les piscines. Ces dernières ne sont malheureusement pas assez vastes, et l'eau n'y est pas sensiblement courante. Nous y avons fait placer quelques moyens de suspension à la portée des malades, qui peuvent, avec leur aide, remédier à l'inaction qu'entraînerait nécessairement le manque d'espace. Nous n'avons observé jusqu'ici aucune influence particulière à ce mode de balnéation si recommandé dans les établissements où les piscines sont vastes et à eaux courantes. Aussi serait-il à désirer que les forages nous permissent, en augmentant la richesse de nos sources, d'établir une piscine à natation ou au moins plus vaste que celles qui existent actuellement.

Douches. —Notre établissementpossède des douches descendantes, ascendantes, latérales, des douches auriculaires et écossaises. Avant de parler de chacune d'elles en particulier, nous nous arrêterons un instant sur leur action commune. La douche, avons-nous dit au commencement de ce paragraphe, ajoute à l'action dynamique des eaux celle de la percussion qui excite la peau et les tissus profonds, augmente l'influx nerveux, accroît la circulation capillaire, et provoque ainsi dans l'économie un état insolite qui, souvent renouvelé, facilite l'effort de réaction. L'action de la douche est en effet complexe, et c'est à tort qu'on pense que la nature de l'eau devient indifférente. De nombreuses pesées nous ont prouvé, depuis deux ans, que l'absorption y est aussi active, sinon plus, que sous l'influence de l'immersion, et que dès lors les substances médicamenteuses doivent agir aux mêmes titres que dans le bain. — Les douches-arrosoirs, demi et plein canal, formaient les trois degrés de puissance dont nous avons cru devoir augmenter le nombre en faisant des arrosoirs à jets plus ou moins gros et fournis, et qui mènent insensiblement au demi et plein canal. Nous avons donné dans le rapport de 1855 un tableau comparatif de la puissance en poids de nos douches, mais ce mode de juger de leur force est à peu près inutile pour le médecin traitant. La puissance de la douche ne doit rien avoir d'absolu. Nous disions à ce sujet, dans notre rapport de 1856 : Il faut s'entendre sur la valeur de ce qu'on appelle force de la douche. Du moment qu'elle est douloureuse, elle est non-seulement forte, mais elle sort des limites d'une sage thérapeutique : nous la rejetons comme un instrument dangereux. C'est entre la faible douche-arrosoir et la limite où la douche-canal devient douloureuse, qu'il faut placer tous les degrés de sa puissance dont la progression et l'extrême maximum changent suivant chaque susceptibilité individuelle, suivant chaque degré de maladie, j'ajoute suivant les régions. Dans les affections des os superficiels, par exemple, et dans celles des articulations, la douche plein canal doit être prescrite avec la plus grande circonspection.

Chez un certain nombre de malades, il n'y a certainement aucun inconvénient de commencer aussitôt par les douches moyennes, et d'arriver promptement au plein canal ; mais, à côté de ceux-là, nous sommes souvent forcés de graduer plus lentement ce moyen énergique, et même de ne jamais dépasser la douche en arrosoir. Règle générale : du moment qu'on ne connaît pas la susceptibilité d'un malade, et surtout quand on doit agir *loco dolenti*, il faut commencer par l'arrosoir qui sera successivement remplacé par les calibres supérieurs en raison des effets produits. A Bourbonne, la douche s'administre le plus communément après le bain, parfois cependant on l'intercale entre deux immersions pour en diminuer l'énergie. Sa température est généralement plus élevée que celle du bain, sa durée graduellement augmentée est de 5 à 30 minutes, rarement plus longue. Les muscles douchés seront toujours placés dans le relâchement le plus complet. — Il est parfois important, pour des motifs sur lesquels nous reviendrons, d'éviter l'absorption de l'eau; dans ce cas, le malade, revêtu d'un peignoir de toile cirée, est placé derrière un diaphragme portant une ouverture à travers laquelle le membre malade est présenté à la colonne d'eau. La plupart des baigneurs éprouvent après la douche un bien-être sensible et plus de force. Cet effet immédiat ne tarde pas à céder place à un sentiment de fatigue naturel après tout exercice.

Je ne puis, dans un article de généralités, passer en revue les indications et contre-indications de la douche et ses modes d'administration particuliers à chaque genre d'affection ; ces détails auront leur place dans la description du traitement des maladies.

La *douche latérale* ne diffère de la descendante que par le prolongement du tuyau de cuir qui, se terminant par un tube horizontal, permet de doucher le malade assis ou debout, quand la position couchée est gênante, difficile ou dangereuse. Elle est placée dans le cabinet spécial aux affections cérébrales.

La *douche ascendante* remplace les précédentes dans les affections du rectum et du périnée, et permet même l'introduction de l'eau dans l'intestin. Elle est souvent employée contre la constipation, et nous avons vu des hémorrhoïdes se développer sous son influence. Utile dans les engorgements abdominaux, nous la croyons capable de rendre d'excellents services dans le traitement des affections viscérales résultant de la rétrocession du flux hémorrhoïdal.

La *douche auriculaire*, d'un jet très-fin dirigé par le malade même, nous a rendu de signalés services dans les surdités; nous dirons son procédé opératoire au sujet des affections des oreilles.

La *douche écossaise*, composée de deux tuyaux qui lancent alternativement l'eau froide et l'eau chaude, nous fournit un puissant moyen de réactions. Utile dans les engorgements, l'œdème, et toutes les fois qu'il existe un ralentissement dans le cours du sang, nous en avons trouvé l'emploi dans bon nombre de circonstances où les autres douches n'avaient rien produit.

Fomentations, étuves, cataplasmes. — Les fomentations d'eau de Bourbonne trouvent leur usage dans les affections articulaires, les entorses, les hydarthroses, les tumeurs blanches surtout. Dans le cas où les malades gardent le lit, les *irrigations continues* doivent avantageusement remplacer les fomentations. Nous pouvons dès à présent juger que ces deux modes d'emploi des eaux sont appelés à rendre des services réels dans des cas déterminés. L'usage des *cataplasmes de boues* retirées du puisard n'a jamais développé les érysipèles dont parlent les auteurs, et peut-être nous ont-ils été utiles. Je dis peut-être, ne pouvant séparer le résultat obtenu de leur usage de celui du traitement qui les accompagnait ; elles sont recommandées par les anciens praticiens.

Les *bains d'étuve* ou bains de vapeur d'eau minérale forment un heureux auxiliaire des bains dans les affections rhumatismales et les douleurs en général. Les étuves sont de petits cabinets qui communiquent avec le puisard dont elles recueillent la vapeur.

Ces bains sont de 15, 20 ou 30 minutes, leur température varie de 42 à 50° centig. La transpiration survient après un temps plus ou moins long, selon le degré de chaleur, ordinairement après 8 ou 10 minutes. C'est au moment où les eaux sont basses et ne touchent pas le plafond du puisard que la surface d'évaporation totalement libre donne la plus grande quantité de vapeurs et de chaleur.

Nous prescrivons ordinairement l'étuve avant le bain, dont elle favorise l'action en préparant la peau à l'absorption. Les plus grandes précautions seront observées dans le trajet de la vapeur au bain, et nécessairement le corps sera couvert d'un peignoir de flanelle bien sec. Avons-nous besoin de dire que les affections cérébrales et pulmonaires sont des contre-indications du bain d'étuve ?

Usage interne de l'eau de Bourbonne. — L'eau de Bourbonne s'emploie à l'intérieur depuis trois siècles seulement : mais aujourd'hui son importance définitivement reconnue en a généralisé l'usage. Son goût nullement désagréable est justement comparé à celui d'un bouillon de veau un peu salé. Parmi les eaux thermales, il n'en est pas auxquelles les malades s'habituent plus facilement. L'eau de Bourbonne est d'autant plus sapide et agréable, que sa température approche de son maximum. Son action physiologique diffère selon qu'elle est chaude ou froide, selon qu'elle est prise en petite ou en grande quantité. — *Chaude et à petite dose* (de 100 à 600 grammes et souvent plus), elle stimule légèrement l'estomac, active la circulation, augmente l'appétit, développe la soif ; elle est facilement absorbée et constipe le plus souvent. A doses plus élevées, elle est partie absorbée, partie non digérée ; elle provoque ordinairement quelques selles pour ramener la constipation. Nous avons vu cette action produite par un ou deux verres seulement. — Tiède ou froide (température ambiante), elle devient indigeste, agit alors comme les purgatifs salins, et peut être utilisée dans les circonstances où les évacuants sont recommandés.

Comme règle générale, en dehors par conséquent d'indications particulières, nous avons ainsi formulé le traitement interne :

1er, 2e, 3e jour.	100	grammes.
4e, 5e, 6e, 7e.	200	—
8e, 9e, 10e	300	—
11e, 12e, 13e, 14e.	400	—
15e, 16e, 17e.	500	—
18e, 19e, 20e, 21e.	600	—

L'absorption de ces doses est généralement complète; cependant nous les modifions dans beaucoup de circonstances. Certains malades ne peuvent dépasser les premières; d'autres, au contraire, trouvent avantage à augmenter les dernières, quelquefois enfin c'est par cuillerées qu'il faut procéder, et nous avons vu ces doses fractionnées rétablir progressivement des fonctions digestives sérieusement compromises. A l'ancienne méthode qui consistait à étendre l'eau thermale d'infusions, de petit lait, etc., dans le but de diminuer son activité pour certaines organisations, nous préférons celle des petites doses, qui remplissent la même indication. Les eaux ne s'administrent que le matin; c'est en effet le moment le plus propice à l'absorption. On a l'habitude de boire avant et après le bain; nous pensons qu'il est préférable *après*, pour laisser à la peau toute son action. Quand la quantité dépasse un verre, il est nécessaire de mettre entre chacun un intervalle d'un quart d'heure au moins, pendant lequel le malade se promènera, si son affection et le temps le lui permettent.

L'eau de Bourbonne, administrée par la méthode altérante, convient dans un grand nombre de maladies, et surtout dans les diathèses. Dans ces derniers cas, il faut en augmenter promptement la dose tant qu'elle ne purge pas, bien entendu, dans les limites raisonnables, que du reste ce dernier effet ne permet guère de dépasser. Si l'on veut au contraire obtenir un effet purgatif, l'eau sera préalablement ramenée à la température ambiante. Une bouteille de 700 grammes suffit ordinairement pour produire une ou deux selles, sinon son goût, nullement désagréable, permettra d'arriver au litre, que, dans certaines circonstances, on additionnera de quelques grammes de sels de magnésie. Nous avons fait parfois marcher cette médication avec celle des bains et des douches; du reste, ce purgatif très-doux peut être continué pendant une saison comme les eaux de Niederbronn, et dans certaines circonstances à l'exclusion du traitement thermal. La méthode laxative est indiquée dans les engorgements viscéraux, les constipations asthéniques opiniâtres, les paralysies cérébrales, etc.

Du traitement en général et de l'hygiène des eaux. — A son départ pour les eaux, le malade doit se munir d'une consultation détaillée du médecin qui les lui prescrit, si le voyage n'a pas été décidé par le praticien des eaux, plus à même d'en juger l'opportunité. Chaque militaire est ainsi pourvu d'un certificat qui facilite considérablement le diagnostic, lorsque nous sommes appelés à visiter un grand nombre de malades auxquels nous ne pouvons personnellement donner que peu de temps. Cette manière de procéder, aussi simple que sage, évitera dans certains cas difficiles de fâcheuses méprises. Aussitôt son arrivée, le malade est visité par son médecin, qui s'assure, en dernier ressort, que le traitement thermal est véritablement indiqué. Enfin, s'il n'existe pas de contre-indications momentanées, résultats trop fréquents du voyage, nous ne voyons aucun inconvénient à le commencer aussitôt, c'est-à-dire le lendemain ou le surlendemain.

Le traitement se compose d'une ou de plusieurs séries de 21 bains ou douches, appelées *saisons*. Nous observons d'autant plus cette délimitation traditionnelle, que, respectée par d'habiles et consciencieux praticiens, elle doit nécessairement être le fruit de longues observations. Mais, dans la majorité des cas, notre expérience nous a prouvé qu'une saison ne suffit pas. On ne peut avoir la prétention de guérir dans un temps aussi court certaines affections qui, le plus souvent, ont résisté à d'importantes et longues médications, telles que : l'huile de foies de morues, l'iodure de potassium, le colchique, les moxas, les cautères, etc. Nos malades militaires restent deux mois à Bourbonne ; dans quelques cas même, ils se sont bien trouvés d'y prolonger davantage leur séjour. Les dernières saisons ne sont plus régulières : les bains, au lieu d'être quotidiens, sont largement distancés. Ce n'est pas au nombre qu'il faut tenir : pris trop consciencieusement, ils ne manqueraient pas souvent de fatiguer sérieusement le malade. Notre but est de maintenir doucement l'économie sous l'influence des eaux, d'en entretenir l'action sans l'augmenter. Après une saison, le repos devient nécessaire pour permettre à l'économie de profiter du premier élan donné, l'excitation pourrait autrement devenir maladive. Après le repos, une nouvelle impulsion fera renaître cette force curative qui agira successivement ainsi sur un mal de moins en moins profond. L'intervalle entre deux saisons est ordinairement de huit jours. Cette règle n'est pas invariable, et la longueur du repos doit être en rapport avec les effets produits, qui parfois n'autorisent la reprise que l'année suivante.

Quant au traitement en lui-même, c'est-à-dire en ce qui regarde les prescriptions journalières, il n'est pas possible de se faire une règle générale. Si nous avons cru devoir en établir une (page 33, tableau n° 1) et l'afficher dans les salles de bains de notre hôpital, c'est surtout pour que les malades, qu'on ne peut toujours surveiller, se tiennent en garde contre l'excès et contre les prescriptions aveugles du public : tous les jours, en effet, ils ont la visite de leur médecin et reçoivent une prescription pour le lendemain. L'action énergique des eaux réclame nécessairement, dans leur mode d'administration, d'importantes nuances, en rapport avec les tempéraments, la constitution, les habitudes, la température et les nombreuses maladies.

L'hygiène est une des annexes indispensables et trop souvent négligées du traitement thermal. Les écarts de régime ont occasionné de sérieux accidents que les archives de l'hôpital nous signalent, nous en avons même cité dans nos rapports annuels.

Les vêtements doivent être plus chauds que la saison ne le comporte. Si pendant les fortes chaleurs les tissus d'été peuvent être autorisés dans la journée, ils seront totalement proscrits après le bain et dans la soirée. La flanelle est de toute rigueur, surtout pour les malades affaiblis, les rhumatisants et les paralytiques. Le malade s'assurera que la chambre qu'il habite n'est pas humide ; s'il marche difficilement, il choisira un rez-de-chaussée bien exposé. La plupart des salles de notre hôpital sont parfaitement appropriées à leur usage; nous demandons cependant encore l'assainissement de quelques locaux du rez-de-chaussée. Les bains s'administrent toujours le matin; le malade se lèvera pour les aller prendre, à l'heure assignée par la prescription médicale. Après le traitement externe, le jardin de l'établissement civil lui fournit un charmant lieu de promenade pendant qu'il achève le traitement interne. La plupart des maladies ne contre-indiquent nullement le sommeil après le bain, il sera même favorable chez les rhumatisants; mais, quand la matinée est belle, l'exercice remplacera le lit, si la marche est possible et assez précipitée. Les apoplectiques éviteront toujours le sommeil après et pendant le bain; c'est à eux que s'applique cette phrase de Diderot : *Les eaux veillées sont innocentes, les eaux assoupies sont fâcheuses.* (Lettres sur Bourbonne.)

Les environs de Bourbonne, sans présenter le pittoresque de certains pays de montagnes, ne laissent pas cependant que d'offrir quelques jolis sites qui deviendront, après le déjeuner, le but de promenades et de parties de plaisir. Le soir, les réunions particulières ou celles du salon de l'établissement civil, termineront agréablement une journée bien employée et pour le corps et pour l'esprit, sous condition cependant qu'elles ne se prolongent pas trop tard. Il faut penser au traitement du lendemain, qui dès le matin tirera le malade d'un sommeil nécessaire. Dès que la fatigue dépasse certaines limites, elle devient incompatible avec le régime des eaux.

Nous l'avons déjà dit, une alimentation réparatrice, suffisante sans excès, naturellement en rapport avec l'état du malade, est prescrite pendant l'usage des eaux; mais tous les excitants doivent en être bannis : mets trop épicés, liqueurs, café, etc.

Cette vérité n'est malheureusement pas assez comprise, et trop souvent nous avons vu des malades apoplectiques en faire un usage habituel. Certes, le régime des eaux n'est pas si désagréable qu'on ne puisse s'en contenter. Le malade qui néglige les prescriptions de la médication thermale n'a pas le droit de l'accuser d'impuissance quand il ne guérit pas.

Les voies digestives seront attentivement surveillées, les fonctions régularisées par les lavements et quelques légers purgatifs. L'usage de l'eau de Seltz à table préviendra les embarras gastriques fréquents pendant le traitement.

L'influence du moral sur le physique, si sensible chez certaines organisations, réclame naturellement des règles d'hygiène en rapport avec les facultés intellectuelles ou affectives. On comprend combien le malade qui n'a jamais quitté son pays, sa famille, a besoin des soins et des consolations de ceux qui lui sont chers; on comprend combien l'esprit, ordinairement occupé de choses sérieuses, de travail intellectuel, souffrirait d'une inactivité complète. Les uns et les autres ne peuvent rompre tout-à-coup avec leurs habitudes sans en éprouver de funestes impressions. Le cœur et l'esprit doivent trouver leur aliment comme le corps. Autant que possible, la famille accompagnera donc son malade aux eaux pour l'entourer des soins auxquels il est habitué. L'homme d'étude emportera les livres qu'il préfère, sinon la bibliothèque de la ville, déjà riche de bons ouvrages, et les cabinets de lecture, lui fourniront d'autant plus facilement ce qu'il désire que la lecture ne doit plus être ici qu'une distraction. Nous avons créé à l'hôpital une bibliothèque seulement à l'usage des sous-officiers et des soldats. M. le Ministre de la guerre a bien voulu la doter de quelques livres de son choix.

Il est d'observation que la guérison des affections nerveuses est d'autant plus certaine, qu'un bon moral vient en favoriser les progrès. A ce sujet nous terminerons par une recommandation qui nous paraît de la plus haute importance. Le malade doit autant que possible s'abstraire de son mal. Il s'attachera à chasser les idées tristes. Pour y parvenir, il choisira sa société, il évitera les baigneurs chez lesquels il trouverait des analogies de souffrance et avec qui s'engageraient des conversations médicales pour le moins inutiles. Parler de son mal avec celui qui l'éprouve est souvent un bonheur; mais qu'on ne s'y trompe pas, l'esprit recherche toujours dans ces consultations mutuelles un aliment à sa tristesse. L'isolement n'est pas moins funeste au malade enclin au découragement; les liaisons sont heureusement rapides dans les établissements thermaux. Nous avons aussi souffert, nous avons aussi ressenti ces tendances dont nous parlons, mais notre conviction nous a mis en garde contre ces dangereuses satisfactions. Qu'il nous soit donc permis de donner un conseil que les malades acceptent trop souvent avec indifférence. De nous il ne peut être suspect.

TABLEAU N° 1

Affiché dans les salles de bains de l'hôpital militaire.

Règles générales du traitement par les eaux thermales en dehors des changements que MM. les médecins traitants jugeront devoir apporter dans les prescriptions journalières.

Jour d'entrée : Repos.
Dimanches : Repos.

Les eaux ne se prennent que le matin à jeun.
Il existe sur les étagères des robinets, deux verres :

Un petit de 100 grammes.
Un grand de 200 grammes.

EAU EN BOISSON.

Boire le plus chaud possible, de préférence en sortant du bain, à la pompe de la salle des piscines, ou au robinet de la salle de bains de MM. les officiers.

Il faut avoir la précaution de laisser écouler une certaine quantité d'eau, pour l'avoir suffisamment chaude. Si elle semblait indigeste, avant de renoncer à son usage on irait la boire à la fontaine de la source où, plus chaude, elle est plus digestible.

1er, 2e, 3e jour, 100 grammes (le petit verre).
4e, 5e, 6e, 7e jour, 200 grammes (le grand verre).
8e, 9e 10e jour, 300 grammes (1 petit et 1 grand verre).
11e, 12e, 13e, 14e jour, 400 grammes (2 grands verres).
15e, 16e, 17e jour, 500 grammes (2 grands et 1 petit verre).
18e, 19e, 20e, 21e jour, 600 grammes (3 grands verres).

BAINS.

Les bains se prennent à la température de 33 à 35° c. (28 à

29° R.), après avoir eu la précaution de faire agiter l'eau au moyen d'une rame en bois. Du 1er au 8e jour : 1/2 heure. Les 8 jours suivants : 3/4 d'heure. Les 5 derniers jours : 1 heure.

DOUCHES.

Les douches se prennent de préférence après le bain, sauf la prescription du médecin. Les 4 premiers jours, en arrosoir de 5 minutes. Les 9 jours suivants : 1/2 canal de 8 minutes. Les 8 derniers jours : plein canal de 15 minutes. La température de la douche est à deux degrés de plus que celle du bain.

OBSERVATIONS.

L'eau de Bourbonne étant très-active, il est prudent d'être modéré dans son usage, de consulter le médecin aussitôt qu'on éprouve des changements dans son état de santé.

Il est expressément recommandé de ne pas dépasser les doses indiquées et de se tenir toujours plutôt en deçà qu'au-delà de ces prescriptions.

III.

ÉTAT RÉCAPITULATIF DES RÉSULTATS IMMÉDIATS OBTENUS SUR LES MILITAIRES TRAITÉS AU DIT HOPITAL EN 1857.

DÉSIGNATION des MALADIES.		Nombre.	EFFET DE L'ACTION des eaux. Guéris.	Améliorés.	Laissés dans le même état.	Aggravés.	Évacués.	Morts.	Non admis.	N'ayant pas fait usage des eaux.	Sans renseignements.
Dartres diverses.		5	″	4	1	″	″	″	″	″	″
Rhumatismes	articulaires.	101	19	58	19	1	″	″	″	″	4
	musculaires et lombaires.	74	23	33	15	1	″	″	″	1	1
	goutteux.	2	″	1	1	″	″	″	″	″	″
Maladies diverses	des org. digestifs.	3	″	1	2	″	″	″	″	″	″
	des organes génito-urinaires.	1	″	1	″	″	″	″	″	″	″
	des yeux.	1	″	″	1	″	″	″	″	″	″
	des oreilles.	3	2	1	″	″	″	″	″	″	″
Affections des nerveux et paralysies diverses.	Paraplégies myélites.	58	″	40	9	4	″	″	″	2	3
	Hémiplégies.	19	1	11	5	1	1	″	″	″	″
	Paralysies partielles	8	″	4	4	″	″	″	″	″	″
	Ramolliss^t cérébral.	2	″	″	2	″	″	″	″	″	″
Névralgies	Sciatiques.	40	8	26	4	″	″	″	″	″	2
	Diverses névroses.	13	″	9	″	4	″	″	″	″	″
Affections des os et des articulations.	Nécroses.	7	″	3	4	″	″	″	″	″	″
	Caries.	5	″	1	3	″	1	″	″	″	″
	Périostite, ostéite, exostose.	5	1	3	1	″	″	″	″	″	″
	Hydarthroses, arthrites.	37	7	19	11	″	″	″	″	″	″
	Ankyloses.	2	″	″	2	″	″	″	″	″	″
	Coxalgies.	5	″	1	2	1	″	″	″	1	″
	Tumeurs blanches.	16	″	7	5	2	1	1	″	″	″
	Abcès par congest.	4	″	1	2	″	″	1	″	″	″
	Entorses.	42	7	21	12	1	″	″	″	″	1
	Luxations.	17	1	11	4	″	″	″	″	″	1
	Fractures.	68	12	43	12	″	″	″	″	″	1
Congélations.		7	1	3	3	″	″	″	″	″	″
Coups de feu.		241	34	140	62	3	″	″	″	1	1
Blessures par armes blanches, etc.		7	2	4	1	″	″	″	″	″	″
Cicatrices adhérentes.		1	″	″	1	″	″	″	″	″	″
Ulcères.		2	1	1	″	″	″	″	″	″	″
Ulcères lymphatiques.		6	1	4	1	″	″	″	″	″	″
Engorgements glanduleux.		8	3	4	″	″	1	″	″	″	″
Rétractions.		6	″	3	3	″	″	″	″	″	″
Affections consécutives au scorbut		17	3	12	2	″	″	″	″	″	″
Œdème du tissu cellulaire.		2	″	2	″	″	″	″	″	″	″
Maladies aiguës. Affect. diverses.		5	″	″	″	″	″	″	″	5	″
			126	473	194	18	4	2	″	10	14
		840	840								

IV.

DE L'ACTION THÉRAPEUTIQUE DES EAUX, ET DES ACCIDENTS SURVENUS.

Dartres.

Nous réunissons sous le nom générique de dartres les diverses maladies chroniques de la peau autres que les ulcères proprement dits. Le traitement de ces affections, rarement idiopathique, doit principalement s'adresser à leurs causes, sur toutes lesquelles les eaux sont loin d'avoir de l'influence. Les résultats peu importants que nous avons obtenus, confirmatifs de cette vérité déjà reconnue par nos prédécesseurs, nous ont décidé, à l'exemple de Ballard, de prescrire aux dartreux, conjointement avec celui des eaux, un traitement en rapport avec ces causes, traitement qui nous a donné alors quelques succès. Nous devons faire cependant une exception à cette règle en faveur des dartres d'origine scrofuleuse. Les eaux chlorurées sodiques sont alors parfaitement indiquées, ainsi que dans toute autre manifestation de ce vice constitutionnel. Les dartres ne tiennent plus aujourd'hui qu'une place insignifiante dans la statistique de notre hôpital, tandis qu'il y a trente ans elles en formaient le dixième (Ballard), résultat naturel des insuccès que peut-être une observation plus approfondie, une étude plus sérieuse des causes, eussent rendu moins sensible. Depuis 1854, nous ne trouvons dans nos archives que vingt-quatre maladies de la peau, dont deux guérisons, quatre améliorations, cinq effets nuls, treize sans renseignements. Cette année, sur cinq malades nous comptons quatre améliorations et un effet nul. Tous ont été traités par les bains sulfureux.

L'amélioration obtenue chez le nommé B..., atteint d'acné, a coïncidé avec l'usage de la pommade de chloro-iodure mercureux.

L..., atteint de psoriasis, n'avait obtenu aucun résultat de l'usage seul des eaux, en 1856. Cette année, l'association d'un traitement ioduré aux bains sulfureux l'a presque complètement guéri.

L'eczéma de B... paraissait s'aggraver, quand des ulcérations syphilitiques se sont déclarées à la gorge : traitement anti-syphilitique, guérison des ulcères, amélioration de l'eczéma : trente-deux bains sulfureux, quarante douches.

T..., atteint d'herpès tonsurant, fait usage de la pommade de Dupuytren, conjointement avec les eaux sulfurées : amélioration, un grand nombre de cheveux follets reparaissent sur les places dénudées.

Toutes les fois, par conséquent, qu'un malade atteint de dartres sera envoyé aux eaux de Bourbonne, les moyens thérapeutiques ordinairement indiqués devront faire la base du traitement, les eaux en elles-mêmes étant impuissantes si l'affection n'est pas dépendante de la scrofule. Dans ce dernier cas, la médication thermale, en s'adressant à cette diathèse, est parfaitement indiquée à l'exclusion de toute autre. Les bains chauds, les douches et l'eau en boison, moyens prolongés pendant plusieurs saisons, pourront être prescrits avec succès.

Rhumatismes.

Le rhumatisme, une des maladies les plus communes, est essentiellement caractérisé par la douleur accompagnée ou non de gonflement, et causée le plus ordinairement par l'impression du froid et de l'humidité. Il est aigu ou chronique, selon qu'il présente ou non des accidents inflammatoires ; articulaire ou musculaire, selon qu'il occupe les articulations ou les muscles. Une fois pour toutes, c'est à la forme chronique des maladies que s'adresse la médication thermo-minérale.

MALADIES.	Nombre.	Guérisons.	Améliorations.	Sans effet.	Aggravations.	N'ayant pas fait usage.	Sans renseignements.
Rhumatisme articulaire. .	101	19	58	19	1	"	4
Rhumatisme musculaire. .	74	23	33	15	1	1	1

Rhumatismes articulaires chroniques.

Le rhumatisme articulaire chronique, qui parfois

se déclare d'emblée, est le plus souvent la conséquence du rhumatisme aigu. Le traitement thermal, indiqué dès que les accidents inflammatoires ont disparu, aura d'autant plus de chances de succès que l'affection sera plus près de la transition. On enverra donc le malade aux eaux dès que le progrès vers la guérison paraîtra s'arrêter, sans attendre que l'affection s'aggrave. Les rhumatismes articulaires forment chaque année une catégorie de maladies sur lesquelles les eaux de Bourbonne ont la plus heureuse influence. Nous avons en 1857 19 guérisons sur 101 malades, c'est-à-dire un 1/5e, à peu près 5.3, et un nombre considérable d'améliorations, résultat que nous sommes certains de voir progresser d'après les faits des années précédentes. En 1856, par exemple, les guérisons immédiates étaient le 1/7 (7,07), les guérisons consolidées sont le 1/3 (3,42) des renseignements qui nous sont parvenus. Le traitement a consisté en bains, douches, bains d'étuve, eau en boisson administrée selon les règles affichées dans les salles de bains. Plus particulièrement cependant, la température a été élevée et la force de la douche graduée selon la plus ou moins grande sensibilité des articulations. Le retour au lit après le bain est parfaitement indiqué dans les affections rhumatismales en général, jusqu'à ce que le corps soit parfaitement sec. Le repos entre chaque saison est de rigueur. Nous avons généralement observé la recrudescence des douleurs du dixième au quinzième bain, recrudescence qui du reste nous a rarement forcés d'interrompre tout à fait le traitement dont nous ne faisions que diminuer l'énergie, soit en fractionnant la longueur des bains et des douches, soit en coupant l'eau en abaissant sa température, soit enfin en prescrivant quelques bains sulfureux. L'hygiène doit être soigneusement observée.

C'est surtout dans les affections rhumatismales, dont un des caractères dominants est la mobilité, qu'il faut craindre les accidents internes. Nous avons déjà cité l'année dernière (1856) un fait à l'appui de cette vérité.

Un militaire, au milieu de son traitement, ne rentre pas un soir à l'hôpital, couche dans les champs ; il est aussitôt pris d'une recrudescence des accidents rhumatismaux, avec endo-péricardite qui cause la mort. Nous n'avons pas à déplorer cette année d'accidents aussi graves.

M. G..., atteint de douleurs rhumatismales, a été pris, au septième bain, d'une endocardite qui a disparu avant son départ sous l'influence des antiphlogistiques et de la digitale. Nous ne savons quelles en ont été les causes déterminantes. Le traitement thermal, du reste, n'a pas été continué. Les complications du côté des enveloppes fibro-séreuses du cœur ne sont cependant pas toujours des contre-indications.

Après les deux observations précédentes, nous citerons celle du garde forestier G..., qui, atteint depuis cinq mois et demi seulement de rhumatisme articulaire avec endocardite, a retiré une notable amélioration dans les douleurs d'un traitement dirigé avec prudence et qui a presque exclusivement consisté en douches. Il n'est pas moins vrai que la plus grande circonspection doit présider au traitement.

Les douleurs se sont constamment aggravées chez C... Le capitaine L... n'a pu continuer les eaux, qui augmentaient des accès d'asthme dont il était atteint.

Nous terminerons ces citations par trois observations sommaires des rhumatismes les plus récents que nous ayons traités.

M. R..., capitaine, était atteint depuis vingt-quatre jours de rhumatisme de l'épaule droite. Gonflement, mouvements très-gênés et douloureux. Vingt bains, trente-trois douches, trente verres d'eau. Pas d'accidents, amélioration progressive et guérison.

M. P... Rhumatisme articulaire chronique, suite d'affection aiguë de deux mois et demi de date. Gonflement des genoux et des pieds. Marche fort pénible, douloureuse. Trente-trois bains, soixante-trois douches, cent quatre-vingt-trois verres d'eau, quatre-vingt-cinq bains sulfureux. Amélioration considérable. La marche est beaucoup plus facile, les douleurs sont bien moindres, le gonflement n'est presque plus rien le soir. A quitté une canne et peut marcher quelque temps sans soutien.

Un employé d'administration. Gonflement et

douleurs de la presque totalité des articulations, suite de rhumatisme aigu datant de deux mois et demi. Cet ancien militaire n'avait fait aucun traitement dans la perspective des eaux, qui, en pareille circonstance, l'avaient complètement guéri en 1854. Quarante-six bains, quarante-six douches, cent soixante verres d'eau. Amélioration notable après exacerbation. Le cou-de-pied seul reste gonflé, douloureux, et gêne la marche.

Rhumatismes musculaires et lombago.

Les rhumatismes musculaires réclament les mêmes soins hygiéniques que les rhumatismes articulaires; l'ensemble du traitement est le même aussi que pour ces derniers, si ce n'est que les malades supportent généralement de plus fortes douches et un traitement plus actif. Malgré l'identité de ces deux maladies, qui ne diffèrent que par l'organe affecté, nous avions observé l'année dernière une différence considérable dans les résultats du traitement thermal. Cette différence a complètement disparu cette année, elle est même en faveur du rhumatisme musculaire (23 guérisons sur 74 malades). Il est vrai de dire, cependant, que parmi ces guérisons cadrent quelques malades dont le peu de gravité de l'affection était bien fait pour nous laisser quelques doutes sur sa réalité. Malgré cela, le résultat n'est pas moins remarquable. Serait-il dû à la température de cet été, qui ne pouvait être plus favorable aux affections rhumatismales? On se rappelle que la saison de 1856, au contraire, a été caractérisée par des pluies abondantes.

Rhumatisme goutteux.

Le rhumatisme goutteux se distingue du rhumatisme ordinaire par ses débuts, qui se font le plus souvent aux petites articulations et surtout au gros orteil, par le dépôt de matières tophacées (urate d'ammoniaque) dans ces articulations, par la triste prérogative de causer de fréquents accidents sympathiques et métastatiquesdu côté des organes internes, par ses causes complètement opposées à celles du rhumatisme, et, nous n'en doutons pas, par son essence même. C'est une sur-animalisation du sang (Roche). Le rhumatisme goutteux se trouve mal, en général, du régime des eaux de Bourbonne, qui souvent en renouvellent les accès. Ce fait était déjà signalé par M. le docteur Villaret, qui cependant les conseillait dans les cas de dépôts tophacés considérables qu'elles ont la propriété de ramollir et de ramener à l'état de bouillie facilement extraite par une ponction. M. Villaret cite comme exemple son observation qu'il nous a été donné de suivre; mais nous ne pensons pas que ce résultat compense jamais les accidents auxquels les eaux exposent le malade. Nous rappellerons que le 1er septembre 1854, jour de la fermeture de l'hôpital, notre bien regrettable prédécesseur a été pris d'accidents très-violents de goutte aiguë, qui ont reparu deux fois avec une intensité croissante. En résumé, nous ne conseillerons jamais les eaux de Bourbonne pour la goutte; et quand cette diathèse compliquera une affection pour laquelle les eaux sont indiquées, celles-ci seront prescrites avec une extrême réserve, et surtout corrigées par les anti-goutteux, les eaux froides alcalines et ferrugineuses, etc. Elles seront suspendues dès qu'apparaîtra le plus léger symptôme d'acuité, dont nous avons souvent été témoins depuis trois ans, soit comme premier accès, soit comme récidive, chez des malades qui ne nous avaient pas parlé de cette complication. Les eaux de Bourbonne ont heureusement près d'elles un correctif dans celles de Contrexeville et de Vittel, où les malades pourront se rendre pendant le repos, et y rester si le traitement de Bourbonne doit être totalement suspendu. Il nous serait facile de citer des exemples nombreux de cette influence.

Maladies des organes de la digestion.

Les eaux de Bourbonne sont rarement prescrites dans les affections des organes de la digestion.

Engorgements des viscères abdominaux.

Nous n'avons guère observé jusqu'ici que des engorgements des viscères abdominaux et quelques altérations organiques de l'estomac. Les engorgements viscéraux, suite de fièvre intermittente, se trouvent généralement bien de l'usage des eaux salines, dont l'efficacité est reconnue par la plupart des auteurs qui se sont occupés des thermes de Bourbonne. En 1828, Ballard, dont nous avons à l'hôpital la clinique de plusieurs saisons, a été à même d'en observer plus de cent exemples, qui ont tous obtenu la même année la guérison ou une amélioration qui s'est complétée l'année suivante. Sur quatre cas, nous avons eu, en 1855, deux guérisons et une amélioration. Les bains, les douches sur tout le corps, plus légères sur l'abdomen, l'eau en boisson, les douches ascendantes, les eaux ferrugineuses, une bonne hygiène, sont les seuls moyens employés en pareil cas. Certes, nos observations sont peu nombreuses; mais, à côté de celles de nos prédécesseurs, elles suffisent pour nous convaincre que les eaux peuvent avoir le plus souvent une influence importante sur ces engorgements passifs du foie et de la rate, dont nous avons été si souvent témoins en Afrique et dans les hôpitaux du littoral de la Méditerranée. La constitution appauvrie par la cachexie paludéenne trouve dans les eaux salines et leur régime, associés aux eaux ferrugineuses, un puissant régénérateur. Le sang qui, par sa stagnation, entretient le volume anormal des viscères auxquels l'atonie et le trop plein enlèvent toute force de réaction, est activement appelé à la périphérie par l'excitation thermominérale de la peau, d'où activité et régularisation de la circulation; enfin, l'action altérante des principes minéralisateurs doit certainement avoir une grande part d'influence. Si nous observons quelques récidives de fièvre intermittente, nous constaterons cependant leur petit nombre, eu égard à celui de nos malades qui, en Afrique et en Crimée, ont été exposés aux influences fébrifiques.

Cancer de l'estomac.

Les quelques cas de cancer de l'estomac que nous avons eu l'occasion d'observer, loin de retirer quelque soulagement de l'usage des eaux, ont au contraire paru suivre une marche plus promptement fatale. Ainsi nous rappellerons que M. le chirurgien principal H...... a succombé, peu de temps après une saison des eaux de Bourbonne, à une affection de cette nature. En 1854, la position d'un officier supérieur atteint de squirrhe du pylore s'est promptement aggravée dès les premiers jours du traitement, qui a été supprimé. Cet officier a succombé aussi quelques jours après son départ.

On a donc raion de prosscrire les eaux du traitement du cancer de l'estomac, et certainement de toute autre région. Un ulcère carcinomateux du talon n'en a obtenu, l'année dernière (1856), aucune amélioration.

L'absence de faits assez nombreux ne nous permet pas de juger de la valeur des eaux dans les autres affections gastro-intestinales. L'analogie nous porte bien à penser que, dans des cas particuliers d'atonie de ces organes, elles peuvent être de quelque utilité, et les auteurs en citent des exemples; mais les cas isolés que nous pourrions rapporter ne donneraient aucun poids à cette manière de voir. Cependant les eaux refroidies trouveront leur indication dans les constipations de cette nature. Nous les avons souvent employées avec succès dans ces circonstances. En 1856, nous avons signalé une affection dont les symptômes, qui faisaient penser à un cancer de l'estomac, ont complètement disparu sous l'influence de doses très-légères et progressivement augmentées d'eau thermale. L'état général s'est promptement amélioré après la cessation des vomissements parfois sanglants. N'était-ce pas l'ulcère simple de M. Cruveilhier?

Maladies des organes génito-urinaires.

Les eaux de Bourbonne ne nous paraissent indiquées que dans les affections génito-urinaires qui sont la conséquence d'un trouble de l'innervation. Aussi nous avons obtenu cette année, dans un cas de cette nature, une amélioration des plus notables, et nous avons tout lieu d'espérer la guérison consécutive; mais les affections catarrhales ne sont nullement, selon nous, du ressort des eaux de Bourbonne, qui les aggravent fréquemment. L'eau thermale en boisson doit toujours être alors remplacée par les eaux minérales froides de Contrexeville, de Vittel, de Larivière, etc., et le traitement administré avec la plus grande réserve. Dans chacun de nos rapports, nous avons signalé aussi des exemples de réapparition d'accidents de cette nature et de gonorrhées qui paraissaient guéries.

Nos eaux sont totalement impuissantes contre les concrétions urinaires; nous avons été témoins d'une violente crise de coliques néphrétiques coïncidant avec leur usage. On devait prévoir ces résultats après ceux que nous avons constatés au sujet de la diathèse goutteuse. Les graveleux qui suivent un traitement thermal feront donc bien d'employer concurremment les eaux qui conviennent à la nature de cette complication : les eaux de Vichy dans les gravelles simples, les eaux de Contrexeville, de Vittel ou de Larivière dans les gravelles catarrhales.

Maladies des yeux.

Le seul cas d'affection des yeux que nous ayons observé, n'a pas été amélioré par une saison des eaux: c'était une blépharite ciliaire lymphatique. Le traitement thermal nous semble cependant parfaitement indiqué dans cette circonstance ; mais comme il s'adresse alors à la constitution, on doit le prolonger davantage que n'a pu le faire le malade en question.

Maladies des oreilles.

L'instruction ministérielle du 6 mars dernier défendant les eaux de Bourbonne dans les otites chroniques et otorrhées rebelles, nous n'avons pas observé d'affection de cette nature. Nous pensons cependant que, dépendant du tempérament scrofuleux, les eaux administrées avec ménagement peuvent être utiles sans amener d'accidents cérébraux. Depuis trois ans nous avons appliqué la douche auriculaire dans quelques cas de cophose. La douche à jet très-fin est dirigée par le malade même sur les parois de l'oreille externe; son choc est ainsi amorti quand elle arrive sur la membrane du tympan. Un cabinet particulier lui est affecté depuis l'année dernière. Selon la prescription, le malade peut y prendre la douche en même temps que le bain, ou bien isolément à l'aide d'un peignoir de toile cirée et d'un trépied qui supporte un vase qui l'empêche d'être inondé.

A..., chasseur au 9e bataillon, atteint d'entorse, accuse en même temps une surdité de l'oreille gauche (suite d'otite chronique) : 38 bains, 38 douches, 60 verres d'eau, 45 douches auriculaires. Guérison.

M. M..., pharmacien principal, est atteint d'une surdité complète de l'oreille droite, suite de chute dans laquelle la tête a porté. Muqueuse sèche, sans cérumen : 19 bains, 12 douches, 18 douches auriculaires. Retour subit de l'ouïe après 10 douches ne durant que quelques heures, puis guérison définitive quatre jours après.

Maladies des centres et des cordons nerveux.

Hémiplégies.

L'hémiplégie ou paralysie d'une moitié latérale du corps est la conséquence ordinaire d'une hémorrhagie cérébrale. L'indication des eaux doit être étudiée dans différentes périodes de cette affection : au principe de l'accident, pendant le travail de cicatrisation et de résorption, et à l'époque de la disparition des désordres. Tout récemment, M. Régnault de Bourbon-l'Archambault a émis l'avis que « le traitement thermal est d'autant plus efficace qu'il est appliqué à une époque plus rapprochée de l'accident. »

Cette opinion avait déjà été publiée avec une restriction importante par Ballard pour les eaux de Bourbonne. « J'ai très-peu vu de malades atteints d'hémiplégie récente, » dit-il, « à moins qu'il n'y eût chez eux désorganisation du cerveau, auxquels une administration méthodique des eaux de Bourbonne n'ait plus ou moins promptement rappelé l'usage des fonctions abolies dans les membres affectés; il est également certain que plus l'accident est rapproché, et plus aussi les chances sont favorables pour une guérison prochaine. » Puis il ajoute : « Il est cependant essentiel d'annoter que dans l'envoi de pareils malades, les premiers moyens mis en usage doivent avoir arrêté la marche de la maladie, et suspendu la continuation de l'épanchement cérébral qui lui a donné naissance. » L'opinion de Ballard diffère donc de celle de M. Régnault par ce point important : la nécessité préalable du traitement ordinaire des apoplectiques; mais aussitôt après il préconise l'usage des eaux. Nos observations personnelles ne nous permettent pas de nous prononcer sur la valeur et l'innocuité de cette pratique, toutes les hémiplégies que nous avons traitées datant d'une époque peu rapprochée de l'attaque; mais l'opinion des praticiens actuels de Bourbonne lui est opposée. « Les eaux de Bourbonne, dit l'honorable inspecteur M. Renard, peuvent être appropriées au traitement de paralysies, suite d'hémorrhagie cérébrale, lorsque la lésion primitive a franchi toutes les périodes de l'inflammation; mais si leur emploi prématuré présente des dangers, de même il y aurait des inconvénients dans l'excès contraire : la guérison, dans les affections de ce genre, est subordonnée sans doute à la résorption de l'épanchement; mais cette résorption elle-même peut être favorisée quand la période du travail inflammatoire est franchie. » Un des fâcheux caractères de l'hémorrhagie cérébrale, en effet, est la tendance à la récidive que l'excitation thermo-minérale peut favoriser. La pratique de Bourbonne s'étaye généralement de cette crainte qui commande à juste titre la prudence dont nous ne nous départirons pas. Nous sommes loin de dire que les eaux sont contre-indiquées quand le noyau hémorrhagique n'est pas complètement absorbé; leur action résolutive peut au contraire hâter ce résultat; mais il ne faut pas oublier aussi que cette influence résolutive est la conséquence même de leur propriété excitante, qui trop tôt pourrait s'enter sur un travail inflammatoire et produire des effets contraires à ceux que l'on espère.

Le moment le plus propice à l'emploi des eaux, ce nous semble, est celui où les progrès de l'amélioration des symptômes de la paralysie, coïncidant avec l'absorption graduelle du caillot, paraît se ralentir. Elles rendront alors aux parties malades la force vitale nécessaire à l'absorption, qui retrouvera son activité. Pourquoi prescrire les eaux quelques jours après l'apoplexie? C'est la période de l'affection où nous observons dans les circonstances ordinaires les plus prompts et les plus importants changements. Sommes-nous sûrs de ne pas entraver cette marche naturelle, ou du moins de ne pas en amoindrir le résultat? Tant que l'affection est sensiblement en voie de progrès, nous craindrons de lui opposer des moyens perturbateurs dont nous ne pouvons prévoir les résultats. Dans la troisième phase de l'affection cérébrale, c'est-à-dire quand l'épanchement aura disparu, les eaux pourront encore rendre quelques services en réveillant, par leur action stimulante, l'influx nerveux suspendu, en rendant aux muscles leur souplesse et leur aptitude à obéir à l'incitation cérébrale; mais cela naturellement dans les limites du possible, tracées par la cicatrice de la pulpe nerveuse. Les résultats que nous avons obtenus cette année sur l'ensemble des hémiplégies sont à peu près conformes à ceux que nous avons observés en 1856. Onze améliorations et une guérison sur dix-sept malades qui ont pu faire usage des eaux, et parmi lesquels sont comptés quatre hémiplégies de causes traumatiques. Au nombre des hémiplégies apoplectiques, nous retrouvons deux malades qui avaient déjà obtenu l'année dernière une notable amélioration.

D..., zouave au 3e régiment, âgé de 34 ans, atteint de faiblesse des membres supérieurs et inférieurs, suite d'apoplexie datant de 1854 : 37 bains, 37 douches, 74 verres d'eau. La force est revenue presqu'à son état normal dans le bras droit; la marche est plus solide. Les membres malades ont toujours une tendance au refroidissement.

M. T......, capitaine, âgé de 25 ans, atteint d'hémiplégie, suite d'apoplexie datant de 1854. L'amélioration produite par deux saisons, de 1855 et 1856, ne s'est pas démentie. Il ne restait plus cette année qu'une faiblesse des membres droits avec tremblement de la jambe. 44 bains, 44 douches, 120 verres d'eau. Amélioration qui fait espérer la guérison presque radicale. La force des membres a beaucoup augmenté, et le tremblement a presque totalement disparu.

M. C..., sous-lieutenant, âgé de 32 ans. Tempérament sanguin, constitution robuste, est atteint depuis le 25 août 1856 (9 mois) d'hémiplégie droite. Faiblesse de la jambe, incertitude des mouvements de la main. Affaiblissement de la joue droite et déviation de la commissure labiale, paresse assez prononcée de la vessie : 40 bains spéciaux, 20 douches, 60 verres d'eau. Amélioration : marche beaucoup plus libre, face à peu près régulière, fonctions urinaires plus faciles.

Le maréchal-des-logis M..., du deuxième escadron du train, âgé de 27 ans, atteint depuis 3 ans d'hémiplégie gauche dont les symptômes persistants sont l'impossibilité d'étendre les doigts de la main, l'immobilité du pied et des orteils et la marche vacillante : 38 bains, 35 douches, 76 verres d'eau. Amélioration marquée. Les organes paralysés ont gagné quelques mouvements ; la marche est plus assurée.

Parmi les hémiplégies traumatiques, nous constaterons de plus importantes améliorations. B., brigadier des chasseurs de la garde, âgé de 26 ans, forte constitution, tempérament sanguin, est atteint d'affaiblissement considérable des membres droits, consécutif à une forte contusion de la partie latérale gauche du crâne, datant d'un an : 38 bains, 38 douches, 70 verres d'eau. Le bras droit a presque recouvré sa force normale; le membre inférieur, revenu à son état normal, peut être considéré comme guéri.

M. H..., capitaine d'état-major au 5e lanciers,

tempérament sanguin, constitution apoplectique; présentait à son arrivée les accidents suivants, consécutifs à une chute sur la tête datant de 8 mois : Engourdissement et faiblesse des membres supérieurs et inférieurs droits. Déviation de la langue et de la commissure labiale, difficulté très-marquée de la prononciation. La raideur de la main ne lui permet pas d'écrire. 15 bains spéciaux, 23 bains entiers, 25 douches, 6 verres d'eau. Amélioration très-sensible qui fait espérer une guérison prochaine. La paralysie de la langue et de la face a diminué; la parole est bien plus libre, la force des membres a augmenté, la raideur des doigts ne l'empêche plus d'écrire.

Nous arrêtons ici ces détails, qui suffisent pour donner un aperçu des résultats que nous avons obtenus de l'administration des eaux chez les hémiplégiques; nous ne disconvenons pas que le plus souvent ils sont incomplets; ils n'en ont pas moins une certaine importance. Le malade porté à la colonne des aggravations, A......, voltigeur au 9e de ligne, était atteint d'une hémiplégie complète du mouvement. Une bronchite intercurrente (tuberculeuse) avec diarrhée colliquative n'a pas permis de continuer le traitement et a aggravé l'état général. L..., fusilier au 94e de ligne, envoyé à Bourbonne pour une hémiplégie droite survenue pendant le cours d'un accès de typhus, avec accidents épileptiformes fréquents, n'a pris que 10 bains spéciaux. Nous l'avons évacué sur l'hôpital de Langres, les eaux paraissant augmenter l'intensité et la fréquence des accès.

La plus grande prudence doit présider au traitement des affections cérébrales; l'influence des eaux sera attentivement étudiée, pour que l'excitation ne dépasse pas des limites nécessaires et les fonctions régularisées par les moyens appropriés. En général, quand la constitution, le tempérament et les symptômes accusent une tendance aux congestions, nous employons les bains de siège ou les demi-bains administrés dans un cabinet spécial dont la température, plus basse que dans les salles communes, est moins favorable aux réactions du côté de la tête, sur laquelle on entretient du reste des applications froides (température ambiante) qu'il faut avoir la précaution de ne pas supprimer aussitôt après le bain. La douche s'administre pareillement dans ce cabinet, douche horizontale qui permet au malade de la recevoir assis. Cette douche est principalement promenée sur le côté paralysé. Enfin, quand les craintes ne paraissent pas justifiées, après une demi-saison de ce traitement, par exemple, les malades sont mis aux bains entiers, sans préjudice des précautions mentionnées. Le traitement des malades qui ne présentent pas les conditions dont nous venons de parler est plus activement dirigé ; mais, dans tous les cas, le moindre symptôme de congestion réclame la suspension momentanée et les moyens thérapeutiques indiqués. Les purgatifs, les évacuations sanguines même, pourront être nécessaires, et, dans ce dernier cas, nous préférons les applications de sangsues à l'anus, qui n'ont pas, comme la saignée générale, le désavantage de trop affaiblir le malade, et produisent une révulsion salutaire.

Un des accidents communs de la paralysie est la constipation. Nous la combattons par les douches ascendantes dirigées sur le périnée et dans l'intestin même. Les malades en retirent toujours un soulagement marqué, sinon la régularisation définitive des fonctions. L'eau thermale en boisson favorise cette complication, contre laquelle nous prescrivons parfois aussi des purgatifs quotidiens, l'eau de Bourbonne refroidie et additionnée de quelques grammes de sels de magnésie, quand pure elle est insuffisante.

Enfin, le traitement thermal interne est toujours un adjuvant qu'il ne faut pas négliger quand on n'a pas à craindre une trop violente excitation. Nous ne rappellerons pas les règles d'hygiène qui conviennent aux hémiplégiques, nous répéterons seulement que l'exercice, surtout après le bain, nous paraît favorable « pour solliciter les fonctions des organes paralysés, » comme le dit Villaret, et pour combattre la tendance aux congestions que favoriserait le sommeil.

Le ramollissement cérébral est une contre-indication sérieuse de l'emploi des eaux : chaque année nous avons été à même d'observer quelques cas de ce genre, et si quelques malades semblent éprouver pendant le traitement un amendement encourageant, il est toujours de peu de durée. Les eaux activent les fonctions cérébrales, raniment momentanément l'énergie des fonctions de relation; mais, impuissantes à guérir l'affection organique, elles ne donnent à l'économie qu'une force factice et éphémère qui peut avoir même pour résultat l'aggravation des lésions du cerveau, dont l'impressionnabilité n'est pas capable de la réaction à laquelle les eaux l'ont forcé. Dans tous les cas, après le traitement, les progrès ordinaires de la maladie reprennent fatalement leur marche.

Paraplégies.

Un des symptômes de la myélite est la paraplégie ou paralysie de la moitié inférieure du corps. Mais tandis que l'hémiplégie est le résultat presque constant d'une lésion organique du cerveau dont la fréquence permet dans la grande majorité des cas de faire abstraction des autres causes, la pathogénie des paraplégies est moins limitée. Ainsi, après avoir étudié les caractères de la myélite en rapport avec le diagnostic de la maladie dont nous nous occupons, M. le docteur Raoul Leroy d'Etiolles démontre qu'il existe des paraplégies indépendantes de l'inflammation de la moelle, paraplégies assez fréquentes, et qu'il classe d'après les causes sous l'influence desquelles elles ont paru se développer. Il en fait deux groupes distincts : le premier comprend les paraplégies essentielles ou du moins sans lésions évidentes de la moelle, mais se rattachant à une cause connue : 1° aux maladies des organes génito-urinaires; 2° à la chloro-anémie compliquée d'hystérie; 3° à des pertes sanguines exagérées ou à l'anémie des membres inférieurs; 4° aux fièvres graves, à l'irritation gastro-intestinale, à la pellagre; 5° à l'intoxication saturnine et arsénicale. Dans le deuxième groupe sont comprises les paraplégies liées à des lésions des centres nerveux autres que l'inflammation, et produites : 6° par l'impression subite et prolongée du froid et la diathèse rhumatismale; 7° par l'asphyxie; 8° par certaines affections cérébrales; 9° par l'enfance; 10° par une compression de la moelle par les tumeurs qui se développent dans le canal vertébral ou qui y proéminent; 10° par la compression exercée par les fractures, les luxations des vertèbres, les plaies. C'est d'après cette classification que nous groupons chaque année les différentes paraplégies que nous observons à notre hôpital; elle a l'avantage de rapprocher des maladies qui ont souvent, mais non toujours, quelques rapports de gravité : ainsi cette année, sur 58 paraplégies, 16 sont dues à la myélite, 19 à l'impression du froid ou au rhumatisme, 7 à des fièvres graves, 8 à une cause traumatique, 2 à des fatigues prolongées, 1 à la sciatique, 5 à des causes inconnues. Nous donnerons immédiatement le tableau statistique des résultats que nous avons obtenus dans chacune de ces catégories.

DÉSIGNATION des MALADIES.		Nombre.	TOTAUX.	OBSERVATIONS.
Améliorations. .	Myélite.	7	40	Sur ces 58 malades, 2 n'ont pas fait usage des eaux. 3 autres malades ayant quitté Bourbonne à notre insu, nos observations se réduisent donc à 53.
	— traumatique. .	5		
	— rhumatismale.	15		
	Fièvre typhoïde. .	2		
	Coliques sèches. .	2		
	Choléra.	1		
	Pleurésie.	1		
	Fatigues.	2		
	Sciatique.	1		
	Inconnue.	4		
Effets nuls . . .	Myélite.	4	9	
	— traumatique. .	3		
	— rhumatismale.	1		
	Fièvre typhoïde. .	1		
Aggravations . .	Myélite.	1	4	
	— rhumatismale.	3		
Sans renseignements.	Myélite.	3	3	
N'ayant pas fait usage des eaux.	Myélite.	1	2	
	Inconnue.	1		
		58	58	

Paraplégies suite de myélites.

Nous avons casé dans cette catégorie 16 paraplégies symptomatiques de myélites chroniques. Les certificats des médecins qui ont traité ces malades avant leur arrivée à Bourbonne, constatant cette cause, donnent au diagnostic plus de valeur. Les eaux ont-elles quelque efficacité dans le traitement de ces maladies? Nous le croyons, et les résultats que nous avons obtenus, tout incomplets qu'ils soient, en sont certainement la preuve. N'ayant pas de renseignements sur trois malades qui ont quitté Bourbonne à notre insu; un quatrième, M. H., n'ayant pu faire usage des eaux à cause de la gravité de son affection, nos observations sont réduites à 12, sur lesquelles nous constatons 7 améliorations et 1 aggravation. Nous signalerons particulièrement les résultats suivants :

G., chasseur au 17e bataillon, est atteint depuis un an de paraplégie complète avec anesthésie. Constipation, urines fétides et rares, marche impossible qui le réduit à garder le lit : 76 bains, 74 douches, 250 verres d'eau. Amélioration considérable, progressive. Peut marcher avec deux béquilles. Selles et miction normales.

V., militaire pensionné, marche difficile, chancelante, avec projection des pieds dans une abduction très-prononcée. Sensibilité cutanée obtuse. Incontinence d'urine. Douleurs lombaires, maigreur très-prononcée, accidents datant de huit ans : 22 bains, 34 douches et 34 verres d'eau. Amélioration importante. Marche assez facile, presque plus chancelante, état général bien meilleur. Les fonctions de la vessie sont dans le même état.

M. B., sous-lieutenant au 34e de ligne : douleurs le long de la colonne vertébrale. Faiblesse des membres inférieurs ; marche titubante, saccadée ; faiblesse de la vessie. La position de cet officier, malade depuis deux ans et demi, s'était aggravée l'année dernière à la suite des eaux de Barèges. 38 bains ordinaires, 12 douches écossaises. Cette année, l'amélioration s'est développée sous l'influence des douches écossaises. A son départ, il ressentait plus de force dans les membres inférieurs. La marche était visiblement moins titubante, et les besoins d'uriner moins impérieux.

En résumé, l'amélioration a le plus souvent consisté dans l'augmentation des forces des membres, rendant la marche plus facile. La sensibilité a été plusieurs fois réveillée, et les fonctions urinaires se sont sensiblement régularisées dans plusieurs cas. Un seul malade a éprouvé de l'aggravation.

M. B., capitaine au 2e d'artillerie, malade depuis neuf ans, marchait beaucoup plus difficilement à son départ, et l'engourdissement des membres inférieurs avait augmenté jusqu'à la perte complète de la sensibilité : 36 bains, 40 douches.

Puisque les lésions de la moelle consécutives à son inflammation, c'est-à-dire le ramollissement ou l'induration, sont *incurables*, quelle est donc la valeur des quelques succès que nous signalons ? Il est probable que dans la majorité des cas que nous observons, les altérations physiques ne s'étendent pas à toute l'épaisseur de la moelle ; une partie des symptômes de paralysie est uniquement due à un trouble nerveux du tissu ambiant dépendant d'une cause inflammatoire et dont l'intensité moindre n'a pas entraîné la désorganisation.

Cette explication s'étendrait aussi aux cas de guérison complète des paraplégies, suite de myélites, dont on est tenté de nier la nature à cause même du succès. L'inflammation a ses degrés dont dépend souvent, dans tous les organes, le mode de terminaison. Il en est certainement de même dans la moelle. Nous n'avons malheureusement pas pour cet organe les moyens d'investigation qui nous permettent, comme pour la poitrine, d'apprécier la nature, l'intensité et la marche de ces maladies, dont le symptôme prédominant, la paralysie, peut persister à titre de névrose, malgré la disparition de l'inflammation.

Il est certain que les succès complets sont rares, mais on obtient fréquemment d'importantes et promptes améliorations, que malheureusement il n'est souvent pas possible de franchir, malgré la plus grande persévérance, ou qui ne progressent qu'avec une extrême lenteur. Nous avons un exemple frappant de cette lente mais progressive amélioration, après un brusque et fort important changement chez un malade qui, depuis six ans, fait usage des eaux de Bourbonne, pour une paralysie primitivement complète de la jambe droite, avec douleurs rachidiennes, rétention d'urine, etc., accidents consécutifs à une myélite aiguë dont les progrès paraissent avoir été promptement enrayés par une médication énergique. La première année, il n'éprouve aucun bienfait des eaux. La deuxième, l'amélioration se fait seulement sentir après trois saisons, et commence par les orteils, dont les mouvements, d'abord très-légers, augmentent rapidement et se propagent dans l'espace de quinze jours à tout le membre. L'amélioration augmente les années suivantes, mais dans des proportions infiniment moins sensibles et que l'hiver contrarie constamment. Il est, malgré cela, graduellement arrivé à quitter une béquille et à marcher dans la chambre avec le secours d'une simple canne. Pendant l'hiver de 1856 à 1857, la rétention reparaît avec un surcroît de douleurs rachidiennes : les eaux n'ont pas tardé cette année à faire disparaître cette assujettissante infirmité, qui pendant six mois avait de nouveau exigé le secours du cathétérisme.

Les eaux ne peuvent être employées que lorsqu'un temps suffisant et l'arrêt des progrès de la paralysie font largement présumer que la période inflammatoire a disparu. Du reste, tous nos malades ont été soumis, avant d'arriver à Bourbonne, aux traitements énergiques de la myélite : cautères, vésicatoires, moxas, etc.

Paraplégies traumatiques.

Les chances de guérison de ces paralysies diffèrent naturellement, selon le plus ou moins de gravité des lésions complexes dont elles dépendent, et dont le diagnostic est souvent incertain. Les commotions, les contusions, les déchirures, les plaies des méninges et de la moelle, les fractures, les luxations des vertèbres, peuvent ensemble ou séparément produire des paraplégies bien différentes quant à la gravité.

La paralysie suite de fractures, par exemple, est

entretenue soit par la commotion, soit par la compression de la moelle par des esquilles ou par le cal, soit enfin par une myélite qui a passé à l'état chronique. Ces nuances d'une même maladie, qu'il serait si utile de reconnaître pour poser un pronostic de quelque valeur et appliquer un traitement rationnel, sont malheureusement d'autant moins appréciables que le diagnostic des fractures simples des vertèbres offre parfois certaines difficultés. Les eaux ne s'adressant pas toujours au même mal, les résultats doivent présenter de grandes variétés. Cette année, les paraplégies traumatiques sont au nombre de 8, dont 5 améliorations et 3 effets nuls : les 5 premières étaient la suite deux fois de chutes, une fois d'une plaie pénétrante du rachis, une fois d'un effort violent. Les 3 autres, une fois de contusion lombaire par un éclat d'obus, une fois du passage d'une roue de voiture sur les reins, une fois de chute qui a causé une luxation incomplète d'une vertèbre dorsale. Parmi les améliorations, nous nous bornerons à citer celle de M. L..., lieutenant au 5e d'artillerie, atteint de paraplégie suite de chute, qui, à la suite de la saison de 1856, semblait guéri; mais les accidents reparurent le 15 avril. Marche très-pénible, la jambe droite surtout est faible. Douleurs et fourmillements, constipation. L'urine coule goutte à goutte et excorie le scrotum. Il quitte Bourbonne avec une amélioration portant à peu près également sur chacun des symptômes.

Paraplégies rhumatismales.

Si les praticiens sont en désaccord sur l'importance de la médication thermale dans le traitement des paraplégies suite de myélite, ils s'entendent tous sur son efficacité fréquente dans celui des paraplégies rhumatismales. On considère ces maladies comme essentielles, ou pour mieux dire dépendant d'une lésion peu grave, comme la congestion; cependant l'efficacité des eaux ou de tout autre traitement est loin d'être constante, et nous avons parfois rencontré une persistance qui ne le cède en rien à celle des paraplégies suite de myélite. Quoi qu'il en soit, les résultats sont souvent fort heureux et fort prompts. Sur 17 affections de cette nature, nous constatons cette année 13 améliorations, 1 effet nul, 3 aggravations. M. P..., dont nous avons déjà parlé dans nos rapports précédents, était atteint en 1853 d'une paralysie complète des membres inférieurs avec rétraction survenue en Afrique sous l'impression d'un violent froid. La même année les eaux le mettent sur pieds, et deux nouvelles saisons font disparaître à peu près complètement la légère faiblesse qui persistait. Quand il a quitté les eaux cette année, son état était des plus florissants, et nous l'aurions considéré comme guéri, n'était un léger sentiment de faiblesse qu'il accusait encore.

Le gendarme R... est atteint de faiblesse considérable des membres inférieurs, à la suite de fréquents refroidissements. Marche incertaine, qui devient tremblante et très-agitée, impossible après 500 mètres; fourmillement. Constitution détériorée. La saison de 1856 a déjà produit une amélioration sensible, qui devient cette année plus importante. (26 bains, 15 douches, 50 verres d'eau, 11 séances électriques, 20 verres d'eau de Maynard.) Marche mieux soutenue pendant 1 kilomètre au moins, et sans fatigue. Etat général beaucoup plus satisfaisant.

Les aggravations n'ont donné aucune crainte immédiate.

Chez le nommé V., l'aggravation a consisté dans l'augmentation de la faiblesse.

Plus grave chez l'invalide B., elle a touché à tous les symptômes après le vingt-cinquième bain. Ce malade, qui avait l'habitude de se sonder, s'est fait à cette époque une fausse route qui a réclamé les soins appropriés.

L'aggravation de M. G., lieutenant de vaisseau, a diminué après la cessation des bains. Il en était au onzième.

Paraplégies suite de fièvres graves.

Les fièvres graves, la fièvre typhoïde, le choléra, la variole, les affections intestinales, sont quelquefois causes de paraplégies sans altérations matérielles de la moelle, et dont la durée, parfois éphémère, peut, dans certains cas, être de plusieurs années. Elles seraient, d'après M. Graves, le résultat d'une action réflexe de la moelle. Les propriétés excitantes des eaux rendent des services incontestables dans le traitement de ce genre de paraplégies, dont chaque année nous sommes à même d'observer des exemples. Cette saison, elles étaient au nombre de 7 : trois consécutives à la fièvre typhoïde, une au choléra, deux aux coliques végétales des pays chauds ; une s'est développée pendant le cours d'une pleurésie. Sur trois paraplégies suites de fièvre typhoïde, deux ont éprouvé une amélioration marquée.

Nous avons déjà parlé, dans notre rapport de 1856, du sergent O. ; nous avons dit que ce sous-officier, atteint de faiblesse considérable des membres inférieurs, ne pouvait marcher qu'au moyen de deux béquilles, ou mieux, de deux bras qui le soutenaient. Une amélioration progressive lui permit de le faire avec un seul béquillon, après deux saisons. Il est revenu à Bourbonne cette année. La faiblesse, qui avait diminué consécutivement, persistait encore à un certain degré ; la marche était encore peu assurée, et s'accompagnait d'un mouvement de balancement du bassin très-prononcé. A la fin de son traitement, ce malade a pu courir, et les mouvements étaient à peu près normaux.

M. H., lieutenant au même régiment, atteint de la même maladie, a pareillement éprouvé une amélioration marquée.

Les deux malades de la marine atteints de paralysie incomplète, suite de coliques végétales contractées aux colonies, ont vu leur état s'amender.

P., fusilier au 34e de ligne, chez qui la marche réclamait l'usage de soutiens, à cause d'une paraplégie incomplète survenue pendant le cours d'une pleurésie, a pu s'en passer après la saison.

Enfin, le maréchal-des-logis B. avait conservé, après une attaque de choléra, les accidents suivants : marche chancelante, élancements, fourmillements dans les membres, constipation, urines louches et fétides, digestions pénibles, amaigrissement général (quarante bains, quarante douches, quatre-vingts verres d'eau, quatre séances électriques). Amélioration considérable, fonctions intestinales et urinaires normales, marche plus facile et moins chancelante.

En résumé, le plus grand nombre des affections dont nous nous occupons a retiré quelque bienfait de l'usage des eaux. Si les résultats ne sont pas complets, plusieurs peuvent être considérés comme équivalant cependant à la guérison ; mais, les faits le prouvent, ce n'est guère qu'après plusieurs saisons qu'on peut l'espérer complète.

Le traitement thermal diffère nécessairement selon la nature de la paraplégie.

Dans les paraplégies avec myélite, l'excitation sera toujours ménagée. Bains et douches alternativement et à douce température. Les douches seront même plus nombreuses et dirigées sur les membres affectés ; on doit s'abstenir de douches sur la colonne vertébrale; pas d'eau en boisson. Le traitement des paraplégies essentielles, qui ne donnent pas les inquiétudes des dernières, sera plus vigoureusement dirigé. Les bains, surtout les douches énergiques, promenées sur toutes les régions malades, aussi bien sur les extrémités que sur la colonne vertébrale, la médication thermale interne, concourront à réveiller l'influx nerveux et à ramener l'intégrité des mouvements.

La chaleur sera plus spécialement augmentée quand l'affection est rhumatismale.

L'incertitude sur la nature des lésions qui entretiennent les paraplégies traumatiques oblige à la prudence; mais l'ensemble du traitement sera progressivement augmenté en raison des effets produits. Cependant si, dans une fracture vertébrale, les symptômes de paraplégie ont progressé au moment de la consolidation, sans symptômes d'inflammation, nous croyons que c'est le cas d'agir vigoureusement, d'appliquer les eaux sous toutes les formes pour chercher à faire résorber le cal qui comprime peut-être la moelle.

La constipation et les lésions des fonctions urinaires seront combattues par la douche ascendante et les purgatifs. L'apparition de symptômes nerveux, surtout dans la paraplégie suite de myélite, réclame les anti-spasmodiques, le castoréum, le camphre, l'aconit, etc., quelquefois la suppression totale du traitement, les bains mitigés, moins chauds, ou les bains sulfureux.

La faradisation est surtout indiquée dans les paraplégies essentielles; son association au traitement thermal peut rendre d'importants services.

Les malades porteront de la flanelle sur la colonne vertébrale et les membres, s'abstiendront d'excitants, tels que café et liqueurs; nous serions enfin disposés à proscrire l'usage du tabac, dont l'abus coïncide fréquemment avec des accidents paraplégiques et dont l'influence sur la moelle se traduit souvent chez ces malades par des tremblements sensibles.

Paralysies partielles.

Ce que nous avons dit au sujet des paraplégies s'applique en partie aux paralysies partielles. Nous n'y reviendrons donc pas. Sur 8 paralysies localisées, nous en avons eu 4 améliorées. Une était la conséquence de l'impression du froid, la deuxième d'un coup de feu, la troisième d'un phlegmon profond, la quatrième, enfin, paraissait être idiopathique. Nous nous bornerons à rapporter les observations des deux premières paralysies du nerf de la septième paire, qui ont éprouvé un amendement notable de l'association des deux traitements thermo-minéral et électrique.

M. B..., sous-lieutenant de hussards, est atteint de paralysie de la joue droite, suite de coup de feu (balle) qui a lésé le nerf facial. (La paralysie ne s'est déclarée qu'après l'extraction de la balle.)

Tous les muscles animés par ce nerf sont paralysés. La commissure labiale tombe et est rapprochée de la ligne médiane, le pli naso-labial est effacé ; les aliments tombant entre la joue et les gencives ne peuvent être ramenés entre les dents, et la mastication se fait à gauche.

Quand cet officier veut siffler, la joue se gonfle, et ses lèvres relâchées s'écartent et laissent échapper l'air. (34 bains, 34 douches faciales, 34 verres d'eau, 11 séances électriques.) A son départ, la commissure est redressée et n'est plus entr'ouverte ; le pli naso-labial a reparu, les aliments sont maintenus entre les dents, les contractions volontaires du masseter sont normales; cependant le rire n'est pas encore possible de ce côté, mais la figure n'a plus l'ensemble disgracieux qu'elle présentait avant le traitement.

Le gendarme L..., qui en 1856 a déjà retiré des eaux un peu d'amélioration, est revenu cette année présentant les symptômes suivants. La symétrie de la face, ordinairement régulière, disparaît pendant la parole, le rire et la mastication. Alors la paralysie se fait voir par les symptômes ordinaires de relâchement des joues. La contractilité électrique est conservée malgré la nature rhumatismale ; elle devait sans doute être abolie l'an dernier. (37 bains, 37 douches, 80 verres d'eau, huit séances électriques, faradisation médiate mixte.) A son départ, la distorsion buccale était bien moins prononcée. D'après les symptômes électriques, on pronostique une affection en bonne voie d'amélioration.

Ces deux malades auraient certainement promptement guéri si le temps eût permis de continuer le traitement thermo-électrique.

Névralgies. Sciatique.

La sciatique est la névralgie du nerf de ce nom. Elle est caractérisée par une douleur plus ou moins vive, souvent comparable à celle qu'on éprouve par la compression d'un nerf superficiel (Bichat), et qui parfois, localisée à la sortie de ce tronc nerveux de l'échancrure sciatique, s'irradie le plus souvent sur toutes les parties où ce nerf se distribue, en présentant des points d'exacerbation. Sa fréquence l'emporte sur toutes les autres névroses de la sensibilité, qui se sont ainsi réparties cette année : sciatique 40, douleurs erratives vagues 6, névralgies crurales 3, occipitale 1, intercostale gauche 1, lombo-abdominale 1. La cause la plus ordinaire de la sciatique est le froid humide; c'est surtout chez les gendarmes, généralement d'un âge plus avancé que les militaires, et continuellement astreints à des services de nuit, que nous observons sa plus grande fréquence.

Malgré la nature de la sciatique, qui n'est qu'un trouble fonctionnel, elle présente parfois, en dépit des médicaments les plus énergiques, une persistance désolante, qui explique assez le nombre des malades de cette catégorie qui, chaque année, viennent réclamer les bons effets des eaux. Les renseignements consécutifs de trois années nous fournissent sur 74 malades 20 guérisons et 39 améliorations. Cette saison, nous avons 8 guérisons immédiates, résultat qui est bien loin d'être définitif, et nous ne serions nullement étonnés de voir l'année prochaine, comme il arrive souvent, les effets consécutifs se répartir tout autrement que ceux que nous venons de signaler. Le traitement de la sciatique comprend tous les modes d'application des eaux. La température élevée des bains convient quand l'affection est ancienne, les températures moyennes sont mieux supportées dans le cas contraire et quand les douleurs sont un peu vives. On prescrira la douche sur tout le membre en recommandant de ne pas la laisser tomber d'aplomb sur le trajet principal et sur les divers foyers de douleur. Cette dernière précaution n'est cependant pas toujours de rigueur, et dans les sciatiques anciennes le contraire peut être convenable; mais quand ces foyers ont leur siège dans la peau, c'est-à-dire dans les extrémités nerveuses, les bains d'étuve sont parfaitement indiqués, et les malades boiront avant d'y entrer. Le traitement du jour terminé, les malades se remettront au lit pour favoriser autant que possible la diaphorèse. Ils éviteront l'humidité, les transitions brusques de température, et l'influence fâcheuse de la fraîcheur des soirées. Les douleurs augmentent ou reparaissent fréquemment pendant le traitement et nécessitent parfois même la suspension ; les moyens ordinaires de répression permettront plus ou moins promptement la reprise.

M., brigadier de chasseurs de la garde, a contracté en Crimée une sciatique qui a résisté aux bains de vapeur, aux vésicatoires, aux frictions térébenthinées. Douleurs s'étendant de la région lombaire le long du trajet du sciatique, assez vive pour ne pas permettre au malade de s'appuyer complètement sur le membre, qui est sensiblement affaibli. 34 bains, 34 douches, 41 verres d'eau, 10 bains d'étuve. Guérison.

Maladies des os. Affections organiques.

Les affections organiques que nous observons fréquemment à notre hôpital, sont les ostéites, les caries, les névroses, affections qui ont leurs homologues dans les autres tissus de l'économie. L'ostéite est l'inflammation, la carie l'ulcération, la nécrose la mortification du tissu osseux. En général, ces maladies dépendent d'une cause constitutionnelle, du vice scrofuleux, syphilitique, rhumatismal, etc. ; mais elles sont souvent la conséquence de causes traumatiques, de contusions, de fractures comminutives qui ont entraîné la dénudation des os, et de la présence de corps étrangers, comme il arrive souvent dans les plaies d'armes à feu, etc. Dans les limites que nous dirons tout à l'heure, les eaux sont capables de rendre quelques services dans le traitement de ces différentes lésions. Elles ont pour caractère commun d'altérer les parties molles qui recouvrent les os, de produire des décollements, des fistules, des engorgements entretenus par une suppuration plus ou moins abondante. Dans l'ostéite suppurante, l'os dénudé présente des rugosités, la substance spongieuse conserve sa consistance normale; la nécrose a les mêmes caractères, mais la mobilité ou l'élimination de séquestres, ainsi que la plus ou moins grande ancienneté, l'en feront distinguer. Dans la carie, le stylet pénètre sans effort dans le tissu osseux ramolli, en faisant entendre une crépitation sensible. Pendant les investigations nécessaires au diagnostic, on cherchera autant que possible aussi à reconnaître le degré d'altération dont la notion est importante pour décider l'opportunité des eaux; mais on sait de quelles difficultés ces manœuvres sont souvent hérissées; et les renseignements précis des médecins qui ont traité les malades avant leur arrivée aux eaux leur seront d'autant plus préférables, qu'il y aurait à craindre de produire une irritation qui reculerait le commencement du traitement. Les eaux ne seront utiles qu'autant que les altérations ne seront pas trop étendues; des désorganisations profondes réputées incurables n'en retireraient aucun bienfait; mais quand l'ostéite suppurante et la carie sont superficielles , que la nécrose est limitée, les eaux, en apportant des modifications dans la vitalité des parties malades, en régénérant la constitution, rendent parfois d'importants services, soit, dans les deux premiers cas, en modifiant la nature des bourgeons charnus, soit, pour la nécrose, en activant le travail de la membrane granuleuse qui limite les parties mortifiées et en facilitant l'élimination de ces dernières.

L'ostéite simple, non suppurée surtout, sans caractère d'acuité, se trouve parfaitement de l'action résolutive de nos eaux. L'état de la poitrine sera préalablement aussi constaté, et les plus légers signes de tuberculisation feront renoncer au traitement thermal. Celui-ci réclame une assez grande attention de la part du médecin, surtout quand il s'agit d'ostéite non suppurée, pour que l'action des eaux ne développe pas une excitation capable d'entraîner l'ulcération. Leur influence, dans tous les cas, doit se traduire par le moins de réaction possible. La nature même des eaux influe sur les progrès de leurs affections, ordinairement assez lents ; elle influe naturellement aussi sur leur marche décroissante, et la médication qui la protège doit en suivre les allures. Il en est de même, du reste, pour la carie et la nécrose, qui sont entourées d'une atmosphère inflammatoire, sur laquelle il faut compter pour développer les phénomènes curatifs, mais qui produira des effets tout opposés si elle acquiert un développement qu'il est si difficile ensuite de modérer. Certainement, s'il est une catégorie de maladies qui réclame de longues influences constamment modérées, ce sont les affections des os; et nous avons été témoins, dans plusieurs circonstances, d'accidents inflammatoires dus à l'indocilité des malades, qui pensaient hâter leur guérison en augmentant l'énergie du traitement. Les bains à température moyenne et les fomentations d'eau minérale refroidie seront à peu près exclusivement employés, les premiers seront même souvent mitigés, et, dès que l'excitation se développe, distancés de manière à maintenir doucement l'économie sous leur influence sans produire d'action violente. On aura recours aux douches dans le cas seulement d'atonie profonde, scrofuleuse, quand les bains purs continués sans interruption paraîtront impuissants à réveiller la vitalité des organes; mais, dans tous les cas, elles ne tomberont jamais sur les points correspondants aux lésions osseuses, ou bien elles seront assez légères pour que leur action traumatique n'arrive pas jusqu'à elles. S'il est une circonstance à laquelle ces règles ne s'étendent pas, c'est quand on a la certitude que la lésion osseuse est entretenue par un corps étranger inaccessible à nos moyens d'extraction. Encore faut-il agir avec prudence, dans la crainte de ces accidents que produit parfois une inflammation trop vive des os. L'eau thermale, à l'intérieur, ne sera prescrite que dans le cas où nous autorisons les douches. Le plus souvent, nous faisons marcher de front le traitement thermal avec les médications appropriées à la nature de la maladie, surtout quand ces dernières n'ont pas été préalablement employées. L'huile de foies de morues, l'iodure de potassium, les amers, le phosphate de chaux, sont autant d'auxiliaires qu'il ne faut pas négliger. Plusieurs saisons séparées par des repos prolongés sont nécessaires. Du reste, les plaies seront pansées avec soin, les abcès ouverts, les séquestres mobiles et les corps étrangers extraits dès qu'il sera possible, enfin toutes les indications remplies comme dans les circonstances ordinaires. Le nombre des affections organiques des os est plus considérable que ne l'annonce notre relevé statistique : les tumeurs blanches, les coups de feu, en présentent des exemples fréquents.

Le fusilier P., du 89e de ligne, tempérament lymphatique, atteint d'ostéite des 3e et 4e métacarpiens, avec gonflement, est parti guéri.

B., 2e soldat du 4e escadron du train, atteint d'ostéite du tibia gauche, a obtenu une grande diminution dans la tuméfaction et les douleurs.

G., cavalier de remonte, atteint de carie scrofuleuse du sternum, avec fistules multiples. La suppuration s'est tarie, et les ulcères se sont guéris après 85 bains.

Les eaux ont augmenté la mobilité des séquestres d'une nécrose des métatarsiens droits chez le garde de Paris R.

M. C., qui l'année dernière était atteint de carie du sternum, nous est revenu cette année pour une ganglionite, mais guéri de son affection osseuse.

B. n'a pu continuer son traitement à cause de l'état de la poitrine. Il a été évacué.

B., chasseur au 11e régiment, n'a pris que 4 bains; son état, déjà très-fâcheux, est allé en s'aggravant. Il est mort le 17 juin, des suites d'une carie du sacrum et des trois dernières vertèbres lombaires avec abcès inguinal qui a suivi les psoas iliaques totalement détruits.

Nous pourrions citer bien d'autres observations fort intéressantes d'affections osseuses guéries par les eaux de Bourbonne; chaque année nous en avons donné dans nos rapports annuels : nous nous bornerons à rappeler la guérison d'une carie du calcanéum qui avait failli entraîner l'amputation du pied, amputation refusée par le malade M. T., officier supérieur.

Nous rappellerons aussi la guérison d'une ostéite avec gonflement considérable du scaphoïde gauche et du premier cunéiforme, affection qui menaçait de passer à la suppuration, et qui nécessitait l'usage de deux béquilles et la suspension du membre.

Le malade, jeune étudiant en médecine, a quitté ses soutiens, et n'a plus conservé de sa maladie que le gonflement qui sera permanent et une légère claudication. Cette observation nous a été d'un grand enseignement, ainsi qu'on peut le voir dans nos rapports de 1855 et 1856.

Fractures.

Sous la dénomination de fractures, nous n'entendons parler que des accidents qui persistent après leur consolidation, tels que faiblesse des membres, douleur, amaigrissement des parties molles, raideur des articulations, fausses ankyloses, etc., accidents qui sont la conséquence de la lésion osseuse ou de l'inaction prolongée qu'elle a nécessitée.

Nous ne nous arrêterons pas à chacun de ces phénomènes dont la guérison fréquente s'explique facilement par l'action tonique, excitante et résolutive de nos eaux ; mais nous entrerons dans quelques détails sur une question qui présente un intérêt considérable : nous entendons parler de l'influence du traitement thermo-minéral sur les fractures nouvellement consolidées. Les eaux, dit-on, ramollissent le cal récent. Cette propriété, publiée d'après quelques faits isolés, n'a donné lieu dans ces derniers temps à aucune recherche que nous sachions, et cependant elle nous paraît digne à plus d'un titre d'attirer l'attention des praticiens.

Il est fort difficile du reste d'apprécier l'influence réelle des eaux sur la détermination de l'incurvation d'un membre pendant leur usage, car rien ne démontre qu'elle n'est pas la simple conséquence d'un défaut de consolidation qu'on observe parfois après le traitement le mieux dirigé, et dont les premiers symptômes ne se déclarent que lorsque le malade peut s'appuyer sur ce membre. Villaret, qui a soigné plusieurs fractures récentes, ne signale aucun accident de cette nature, et depuis trois ans nous n'en avons nullement observé sur une vingtaine de cas de 4 à 9 mois de date. Cependant l'observation suivante, tout incomplète qu'elle soit, rend notre incrédulité plus circonspecte à l'égard de cette propriété des eaux.

M. A. arrive à Bourbonne le 12 juin, atteint de fracture de la jambe gauche au tiers inférieur, vicieusement consolidée et datant de 13 mois. Forte saillie des deux fragments en avant et en dehors formant un angle à sinus interne. Cal très-volumineux, engorgement des parties molles, raccourcissement de vingt-cinq millimètres. L'incurvation ne s'est manifestée que postérieurement à la sortie de l'appareil. Après une saison, nous lui posons l'appareil à fracture de Baudens, qu'il conserve un mois, conjointement avec des affusions d'eau thermale. A la levée de l'appareil nous constatons un allongement d'un centimètre. M. Causard, médecin de la famille de notre malade, et aux lumières de qui nous avions fait appel pour décider l'opportunité du traitement thermo-orthopédique, a été comme nous témoin de ce résultat, qui a permis à M. A. de diminuer la hauteur du talon de sa chaussure.

Du reste, le volume du cal paraissait avoir sensiblement diminué, et le gonflement des parties molles avait disparu. Nous ne nous presserons pas de donner cette observation comme une preuve sans appel de l'action ramollissante des eaux ; elle pèche encore par ce fait, que l'incurvation s'était déclarée six mois après l'accident, et le défaut de consolidation persistait peut-être encore à un moindre degré. Nous avons prescrit l'usage du phosphate de chaux, et cet officier n'a quitté ses béquilles pour deux cannes qu'au milieu de novembre, au moment où il retournait en Afrique reprendre son service. Quoi qu'il en soit, cette observation est bien faite pour éveiller notre attention sur ce point de la thérapeutique des eaux, que nous ferons notre possible d'étudier par la suite si les circonstances nous le permettent. Il serait à désirer que les médecins hydrologistes publiassent leurs observations, qui pourraient éclairer la question. Nous croyons nous rappeler que l'honorable sous-inspecteur des eaux de Bourbonne-les-Bains, M. le docteur Magnin, nous a dit avoir été témoin dans sa longue pratique de deux faits qui s'y rapportent. Cette propriété n'a pas été spécialement attribuée aux eaux de Bourbonne. M. Duplan, chirurgien chef de l'hôpital militaire de Barèges, a rapporté, dans un travail pratique fort intéressant inséré dans le *Recueil des Mémoires de médecine et de chirurgie militaires*, une observation détaillée d'une rupture spontanée du cal fibreux de la rotule, survenue sous l'influence des eaux de Barèges, et qu'un nouvel appareil contentif a guérie sans écartement appréciable. La fracture datait de huit ans. A cette occasion, M. Duplan fait ressortir l'heureuse application que cette propriété des eaux est susceptible de recevoir dans le traitement des consolidations vicieuses des fractures. Notre honorable collègue et maître constate aussi, comme nous sommes souvent à même de le faire, que les eaux diminuent le volume des cals vicieux. Mais ce fait est-il parfaitement avéré ? Il n'est pas toujours facile de diagnostiquer la part de gonflement qui revient à chaque partie contiguë, et la diminution de l'engorgement des tissus qui entourent le cal est certainement capable de donner le change. Du reste, la physiologie pathologique expliquerait parfaitement ces propriétés des eaux par le surcroît d'activité qu'elles donneraient au travail de résorption du cal provisoire, dont la marche ne serait plus en rapport avec le développement plus lent du cal définitif, ou par une sub-inflammation raréfiante du tissu osseux cicatriciel.

Après cette longue digression, nous revenons à la question plus modeste de la cure des accidents consécutifs aux fractures, signalés au commencement de cet article. Le traitement en est on ne peut plus simple, et demande peu de ménagement quand il n'y a pas de complication. Les bains chauds, les douches plus ou moins énergiques, l'eau à l'intérieur, le massage, l'exercice gradué, formeront dès le principe la médication thermale. S'il existe des plaies, la douche les évitera. Des cicatrices peu solides seront protégées par une bande, à plus forte raison quand elles recouvriront une saillie osseuse. Si la fracture est récente, le traitement moins énergique sera surveillé avec soin ; enfin, si la consolidation est vicieuse, le membre incurvé, s'il y a raccourcissement, des faits donneraient à penser que la réapplication d'un appareil contentif et à extension continue, la boîte Baudens, par exemple, peut dans certains cas, après l'usage des eaux, rectifier ces difformités.

Voici le résumé statistique des résultats définitifs obtenus à notre hôpital depuis 1854 : cinquante guérisons, quatre-vingt-cinq améliorations, sur cent soixante-huit malades dont nous avons pu connaître la position l'année qui suit le traitement. Cette saison, nous avons douze guérisons immédiates et quarante-trois améliorations sur soixante-huit malades.

Affections des articulations.

Nous choisirons l'entorse chronique comme type des affections articulaires dont nous allons parler. Sa fréquence et ses transformations nous fournissent, en effet, l'occasion d'étudier les maladies des articulations que nous observons à Bourbonne, depuis la plus légère jusqu'à la plus grave, depuis l'atonie simple et le gonflement des tissus péri-articulaires jusqu'aux lésions les plus profondes de la tumeur blanche. L'entorse, qui, dans les circonstances les plus communes, est une affection dont le peu de gravité ne réclame que quelques jours de repos, est parfois cause d'accidents consécutifs les plus sérieux, qui ont assez fréquemment entraîné l'amputation pour que le Conseil de santé des armées ait cru devoir rédiger une note relative aux précautions à prendre pour les prévenir autant que possible. Nous n'avons pas à nous occuper du traitement de l'entorse récente, mais à son sujet nous dirons que trop souvent, malgré les secours les plus prompts et les mieux appropriés, certaines prédispositions enrayent leurs bons effets ordinaires pour favoriser le développement des accidents dont nous venons de parler. Aussi, pour resserrer autant que possible les limites de notre travail, réunirons-nous dans un seul chapitre les quelques observations que nous avons à présenter sur le traitement des arthropathies en général.

Quand une simple entorse est récemment guérie, elle laisse parfois après elle une faiblesse et un amaigrissement du membre dépendant de la lésion en elle-même ou de son mode de traitement, qui entraîne généralement le repos complet. L'articulation paraît plus volumineuse en raison de l'atrophie, les mouvements sont accompagnés de gêne plus ou moins prononcée, et quelquefois d'une douleur très-légère, sensible au commencement de la marche, disparaissant après l'exercice, qui développe encore un peu de gonflement œdémateux. Ces symptômes, qui s'observent aussi après les luxations, les contusions, les affections articulaires, en général, qui n'ont pas entraîné des désordres sérieux, sont heureusement modifiés par l'usage des eaux, qui en accélèrent la guérison.

Si l'entorse a passé à l'état chronique, on constate, dans le cas où l'articulation n'a pas souffert, un simple empâtement des parties molles ambiantes, empâtement général ou localisé, accompagné d'une douleur obtuse que la marche réveille, et d'une gêne assez prononcée des mouvements de l'articulation; s'il y a eu arthrite, celle-ci peut encore être caractérisée par la sécheresse de l'articulation, des craquements, ou par un épanchement dans la cavité séreuse; par une hydarthrose qui augmente le gonflement général et laisse percevoir la fluctuation, surtout dans les intervalles des ligaments. La peau n'est encore que distendue, et les tissus n'ont pas encore éprouvé d'altération de texture. Il ne faut pas tarder à prescrire les eaux, surtout si le tempérament laisse tant soit peu à suspecter. Le traitement thermal, en modifiant l'état général, en activant les fonctions locales, facilitera souvent la résolution de l'engorgement et la résorption de l'épanchement synovial; plus tard, les progrès de la maladie diminueront d'autant les chances de succès. La membrane séreuse s'épaissit, présente bientôt des points d'induration; les ligaments eux-mêmes perdent de plus en plus la faculté de recouvrer leurs propriétés normales. Enfin, les caractères de la tumeur blanche se développent. Les tissus fibreux se ramollissent, le tissu cellulaire s'enflamme, des abcès se forment, les os se gonflent, l'articulation acquiert un plus grand volume; la douleur augmente, et si l'affection n'éprouve pas une influence rétrograde, toutes les parties malades vont s'altérer de plus en plus; le liquide articulaire devient purulent et se fraye bientôt une issue; l'articulation se désorganise, les os suppurent, se carient, enfin tout le cortège des accidents les plus sérieux rend l'usage des eaux de moins en moins profitable. Avant l'apparition de ces derniers désordres, les eaux pourront encore les prévenir, si les progrès de l'affection ne sont pas trop prompts. Quelquefois enfin, dans le dernier cas, en limitant les désordres ou en donnant à l'économie la force de résister à leur influence fâcheuse, pendant le temps nécessaire pour franchir leurs périodes, elles rendront quelques services; mais naturellement, la seule guérison qu'il soit possible d'espérer c'est l'ankylose. Nous n'avons tracé qu'une esquisse des accidents dont les entorses peuvent être cause, de manière à y rencontrer les caractères généraux auxquels il est possible de rapporter les diverses lésions articulaires que nous observons dans la pratique des eaux.

Le traitement diffère selon les différentes phases de la maladie, mais en général la force de la douche sera en raison inverse de sa gravité. Les douches, l'exercice, le massage conviennent parfaitement aux accidents qui persistent malgré la guérison de l'entorse. L'entorse chronique, caractérisée par un simple engorgement du tissu cellulaire et fibreux, avec ou sans arthrite chronique, réclame des bains, des douches-arrosoirs et demi-canal, augmentés au fur et à mesure de l'amélioration; enfin, le traitement interne sera surtout nécessaire chez les malades lymphatiques, à plus forte raison quand on soupçonnera une cause scrofuleuse.

L'hydarthrose, surtout l'hydarthrose essentielle, supportera promptement une médication plus active. Il est nécessaire en effet de réveiller les fonctions de la membrane synoviale, et son état de macération ne fait pas craindre une trop vive réaction.

Les douches de tous calibres, selon le degré de susceptibilité, parfois la douche écossaise, les bains d'étuve, rendront souvent, avec les bains, l'activité nécessaire à l'absorption. Mais on doit apporter une grande réserve dans l'empoi de la douche quand il s'agit de tumeur blanche. Les bains de 30 à 36°, les fomentations d'eau de Bourbonne refroidie, seront à peu près exclusivement employés. Nous leur avons parfois adjoint une douche particulière très-légère, le simple courant d'eau du robinet de la baignoire sous lequel le malade place l'articulation plongée dans le bain. Le repos, au vingt-unième bain, est de toute rigueur; enfin, une nouvelle saison terminera le traitement d'une année, à moins qu'une amélioration progressive en décide autrement.

A la reprise, de nouvelles indications pourront surgir et permettront peut-être un traitement plus actif, surtout si l'organisme ne s'est pas modifié suffisamment; on lui associera les secours de la thérapeutique ordinaire.

La suppuration existe-t-elle? Limitée aux tissus mous, son augmentation sous l'influence des eaux réclamera, après un temps variable, un repos pendant lequel l'excitation qui l'a fait naître développera des effets consécutifs. Le traitement sera repris quand l'état ordinaire aura reparu. Il est au contraire important de limiter l'action des eaux de manière à ce que la suppuration des os ne présente pas d'accroissement.

Si l'exercice modéré est nécessaire dans les affections chroniques à une période peu avancée, l'immobilité d'une articulation atteinte plus profondément est importante. La promenade en voiture, quand l'affection occupe les membres inférieurs, est seule autorisée, encore dans les limites de l'absence de toute douleur. Les émissions sanguines locales, les cataplasmes émollients, seront employés quand apparaissent des symptômes inflammatoires aigus.

Les affections dont nous venons de nous occuper entraînent souvent après elles une diminution plus ou moins grande ou l'impossibilité des mouvements des articulations, une fausse ou vraie ankylose. Cette dernière est incurable ; mais quand une ankylose incomplète tient à la rigidité des ligaments et des membres ou à la sécheresse de la synoviale, les douches énergiques, les bains chauds, l'exercice, ranimeront souvent la liberté des mouvements. La rigidité articulaire, fréquente après l'immobilité nécessitée par l'application d'un appareil à fracture, guérit ainsi parfaitement.

R..., caporal au 17e de ligne, est atteint d'entorse du pied gauche, datant de deux ans, dont il ne reste que les symptômes suivants : après une marche de huit kilomètres, le pied et le bas de la jambe se tuméfient, et la marche devient impossible. Douleur et gonflement péri-articulaires tous les soirs. Guérison.

D... part guéri d'un gonflement de l'articulation tibio-tarsienne, suite d'entorse.

R..., maréchal-des-logis au 4e hussards. Entorse tibio-tarsienne, grandes douleurs et raideur après la marche. Tuméfaction assez prononcée de l'articulation. A son départ ce gonflement a diminué, et la marche prolongée ne réveille plus de douleurs.

D..., fusilier au 92e de ligne; M. T.., sous-lieutenant; B.., du 7e cuirassiers, conservaient, à la suite d'une arthrite chronique du genou droit, de l'engorgement de l'articulation avec gêne des mouvements et faiblesse du membre. Ils quittent tous les trois Bourbonne complètement guéris.

A..., fourrier au 11e chasseurs à cheval, était atteint de coxalgie avec luxation spontanée. Ce malade, dont les eaux ont à peu près guéri l'affection l'année dernière (hormis la luxation), n'a pas régulièrement suivi son traitement cette saison.

M. C., lieutenant au 8e cuirassiers, est parti guéri de douleurs de genou consécutives à une luxation.

D.., premier soldat d'ouvriers d'administration. Entorse ancienne à marche insidieuse. Tuméfaction considérable des extrémités osseuses, mouvement du pied très-gêné et douloureux. 44 bains, 20 douches-arrosoirs. Irrigations d'eau de Bourbonne.

Huile de foies de morues. Amélioration légère, un peu moins de gonflement, plus de douleurs.

P..., conducteur au 9e d'artillerie. Tumeurs blanches, gonflement considérable de l'articulation tibio-tarsienne droite, avec abcès et trajets fistuleux multiples. Constitution détériorée. Amélioration sensible. Gonflement diminué de 2 centimètres, moins de douleurs, état général bien meilleur.

M. U..., des chasseurs d'Afrique, avait une semi-ankylose du coude droit, suite de fracture. Déjà traité à Bourbonne en 1856, les mouvements de flexion étaient encore très-peu étendus, ceux de supination à peu près nuls. Le traitement thermal, aidé de la gymnastique et de la faradisation pendant deux saisons, a beaucoup agrandi le cercle des mouvements, tout en augmentantla force musculaire.

D..., ouvrier de la marine, avait été envoyé en 1855 à Barèges. Le coude et le poignet semi-ankylosés étaient encore très-gonflés. Le gonflement a disparu, et les mouvements se sont accrus.

G. n'a pu prendre les eaux cette année à cause d'une diarrhée datant de 3 mois. Ce gendarme, qui est venu à Bourbonne en 1856 pour une tumeur blanche du poignet droit, en a retiré une amélioration considérable. La suppuration est tarie, le poignet est ankylosé.

L'artilleur R... avait aussi obtenu l'année dernière une amélioration qui n'a été que passagère. Atteint de tumeurs blanches, son état s'est aggravé et n'a pu supporter l'usage des eaux. Evacué.

Enfin B..., du 7ᵉ cuirassiers, a succombé à une tumeur blanche de l'articulation tibio-tarsienne. Il est arrivé avec la fièvre, la diarrhée, et n'a pris que 4 bains mitigés. Nous avons trouvé des altérations profondes de l'articulation, et la suppuration s'étendait jusqu'au tiers supérieur de la jambe.

Ulcères.

On appelle ulcère une solution de continuité des parties molles, symptomatique, ayant une tendance à s'agrandir, et accompagnée d'un écoulement de pus. Entretenus quelquefois par une cause locale, telle que malpropreté, varices, affection des os, les ulcères dépendent le plus souvent d'un état diathésique, de la scrofule, du scorbut, de la syphilis, etc. Nous ne nous occuperons pas de l'ulcère symptomatique de lésions osseuses, sa guérison étant subordonnée à celle des affections qui l'entretiennent, et qui ont fait le sujet d'un article spécial.

Dans le traitement des ulcères, le médecin a primitivement en vue de modifier autant que possible l'état général du malade et de le soustraire à la cause de son mal. Nos eaux chlorurées sodiques et leur hygiène remplissent parfaitement cette première indication; mais leur action locale diffère en raison du genre d'affection ; elle est même dans certains cas nuisible. La médication thermale, qui active la circulation périphérique, est contre-indiquée, par exemple, dans le traitement des ulcères variqueux.

Dans plusieurs circonstances, nous avons constaté, en effet, qu'elle avait pour résultat de congestionner les veines variqueuses, de les distendre, et de favoriser ainsi le développement de l'ulcération. Cette aggravation nous a parfois mis dans la nécessité d'interrompre le traitement de quelques malades qui faisaient usage des eaux pour tout autre motif. En revanche, elle est d'une utilité incontestable dans le cas d'ulcères scrofuleux, et chaque année nous avons des exemples de cette heureuse influence. Les bains de 30 à 36°, les douches énergiques sur tout le corps, l'eau thermale à l'intérieur, les eaux ferrugineuses, les iodures, les pansements méthodiques, l'exercice, l'insolation, tels sont les moyens qui constituent et complètent la médecine thermale. Dans le cas d'atonie considérable, la douche-arrosoir sera dirigée sur les ulcères tant que l'excitation nécessaire au travail de cicatrisation ne sera pas suffisante ; dans le cas contraire, les émollients réprimeront la tendance inflammatoire, et l'on évitera l'immersion de la plaie. Sous l'influence des eaux, les plaies se détergent et prennent peu à peu, avec la peau qui les entoure, un meilleur aspect ; la suppuration, qui s'accroît d'abord, devient de meilleure nature, diminue, et la cicatrisation ne tarde pas alors à suivre une marche régulière plus ou moins prompte. La cicatrisation complète n'est cependant pas le terme du traitement ; en le prolongeant, on amoindrira d'autant les chances de rechute.

Parfois les ulcères paraissent avoir acquis les

conditions propres à leur guérison sans que celle-ci se complète; il faut alors suspendre les eaux; le repos suffira quelquefois pour déterminer le résultat désirable.

La guérison complète nécessitera souvent le retour aux eaux l'année suivante.

Il va sans dire que les ressources de la chirurgie aideront celles des eaux. Les bourgeons charnus proéminents seront supprimés, les décollements avec amincissement de la peau excisés, et les nouveaux abcès ouverts, etc.

L'action des eaux est plus promptement efficace dans le traitement des ulcères scorbutiques et des accidents scorbutiques en général. Il en devait être ainsi : la cachexie dont ils dépendent n'étant qu'accidentelle, tandis que la scrofule est le plus souvent, sinon toujours, inhérente au tempérament qu'il est si difficile de modifier. M. le docteur Le Bret a, du reste, suffisamment prouvé l'importance des eaux thermales chlorurées sodiques dans le traitement de cette maladie. Elles ont un but de réparation, comme le dit l'honorable praticien de Balaruc, et qui annihile l'action fluidifiante du chlorure de sodium. Elles excitent le système nerveux, qui récupère ainsi l'énergie nécessaire pour ramener l'intégrité des fonctions auxquelles il préside. Nos observations sont, il est vrai, de beaucoup moins nombreuses que celles de Balaruc, et surtout les dates d'invasion du scorbut sont plus reculées; nous n'en avons pas moins observé des résultats significatifs. Le traitement est le même que celui des ulcères précédents.

Les malades atteints d'ulcères syphilitiques ne sont envoyés aux eaux qu'autant que la spécificité a disparu. Nous avons ainsi observé deux militaires atteints de vastes ulcères suite d'adénite inguinale et recouvrant une partie de l'abdomen, qui sortis des hôpitaux, où ils avaient séjourné plusieurs mois, guérirent promptement à Bourbonne

Depuis trois ans, la guerre d'Orient a peuplé notre hôpital de nombreux blessés, parmi lesquels nous avons observé des ulcères consécutifs à la pourriture d'hôpital. Ces ulcères, ronds, spongieux, profonds, à bords taillés à pic, entourés de vastes cicatrices, indices de désordres antérieurs, stationnaires depuis quelque temps, se sont invariablement aggravés par l'usage des eaux. Chez plusieurs malades, nous avons vu cet effet se produire deux années de suite. Malgré les meilleures conditions hygiéniques, la pourriture d'hôpital reparaît, et particulièrement chez un officier supérieur, M. D.; elle a fait de tels progrès, qu'une plaie de la grandeur d'une pièce d'un franc a, dans l'espace de quelques jours, acquis douze centimètres d'étendue. Le quinquina, la liqueur de Labarraque, le citron, les caustiques, le fer rouge, ont tour à tour été employés. Dès lors nous avons établi sur les baignoires des moyens de suspension, pour éviter l'immersion du membre. En tous cas, les eaux sont impuissantes à guérir ces ulcères, qui sont excessivement rebelles.

G..., deuxième cavalier de remonte, tempérament lymphatique, constitution faible, atteint depuis vingt-trois mois d'ulcères multiples, scrofuleux, fongueux, saignants au côté droit du thorax; une fistule principale se dirige au-dessous du mamelon : 85 bains, 85 douches, 150 verres d'eau, 200 verres de Maynard, huile de foies de morues. La suppuration augmente à la fin de la première saison. A son départ, les ulcères sont complètement guéris, et l'état général s'est beaucoup amélioré.

B..., fusilier au 4e de ligne, tempérament lymphatique, constitution affaiblie, est atteint depuis six mois d'ulcères multiples scrofuleux : 1° ulcère à la région lombaire, avec engorgement entourant un trajet fistuleux qui ne paraît pas se diriger du côté des os; 2° ulcères à la main et au jarret gauches; 3° ulcère fistuleux à la partie interne du poignet droit, peau livide, bleuâtre : 41 bains, 40 douches, 88 verres d'eau, 60 verres d'eau de Maynard. Amélioration notable. Les ulcères de la main et du jarret sont complètement cicatrisés ; l'ulcération du poignet et des lombes donne beaucoup moins de suppuration ; amendement de l'état général.

R..., invalide : ulcères scrofuleux nombreux aux membres inférieurs, avec induration. 37 bains, 35 douches, 90 verres d'eau. Quelques ulcérations se sont fermées, et les autres tendent à la cicatrisation.

S..., artilleur au 8e régiment, tempérament lymphatique, présente trois ulcères atoniques, datant de 28 mois, derrière la malléole interne. Deux ulcères guérissent, le troisième est en voie de guérison.

F..., grenadier au 32e de ligne, est atteint de deux ulcères à la jambe, à la suite de scorbut datant de dix-huit mois : 37 bains, 15 douches, 80 verres d'eau. Les plaies, qui ont plusieurs fois nécessité, à cause de l'excitation produite, la suspension du traitement, sont définitivement cicatrisées au départ du malade.

V..., caporal au 87e de ligne, a contracté, il y a dix-huit mois, le scorbut, qui a développé de nombreux ulcères : un au coude droit, deux à l'avant-bras, plusieurs au mollet ; la cuisse et le bras gauches sont encore le siège de gonflements. 67 bains, 30 douches, 200 verres d'eau, 100 verres Maynard. Les ulcères sont guéris, les cicatrices solides ; il existe encore de l'engorgement à la cuisse.

Au sujet des ulcères suite de pourriture d'hôpital, nous avons déjà cité le commandant D... ; nous rapporterons encore l'observation de M. M..., capitaine au 20e bataillon de chasseurs à pied. Cet officier, atteint le 8 septembre 1855 de coup de feu à l'articulation tibio-tarsienne gauche, a bientôt présenté des accidents de pourriture d'hôpital. Envoyé aux eaux en 1856, l'ulcère a promptement repris les caractères de cette gangrène, et a réclamé le cautère actuel. Cette année, l'ulcération, qui n'était pas complètement guérie, a repris de nouveau un mauvais aspect, et a augmenté d'étendue.

Nous terminerons par l'observation de M. M... Cet officier de l'intendance a fait, le 3 septembre

1856, dans l'expédition de Kabylie, une chute dans un ravin qui lui a causé une contusion violente du siège, et consécutivement des abcès à la région anale. A son arrivée à Bourbonne, cette région présentait encore du gonflement, des cicatrices dures, calleuses; des ulcérations laissaient suinter une suppuration fétide. Les selles étaient parfois involontaires. 40 bains, 60 douches ascendantes. Le traitement a duré quatre mois. A son départ, le gonflement avait disparu, les ulcérations étaient cicatrisées; les selles étaient volontaires,

Engorgements ganglionnaires.

Le nombre dés affections scrofuleuses n'est jamais considérable à l'hôpital militaire. Cependant, au sujet des maladies que nous venons de passer en revue, nous en avons rapporté plusieurs exemples qui se sont parfaitement trouvés de l'usage des eaux. Il nous reste à parler des engorgements ganglionnaires, qui, sans être constamment le symptôme d'une constitution strumeuse, en sont une manifestation fréquente. Les eaux réussissent souvent à les résoudre. Sur huit malades de cette catégorie, trois sont partis guéris cette année, quatre ont obtenu une amélioration importante. Le huitième, atteint d'une pneumonie (tuberculeuse) après le premier bain, a été évacué aussitôt que son état l'a permis. L'état général s'est constamment amendé chez les sept premiers, effet que nous avons constaté chez la plupart de nos malades à tempérament lymphatique prédominant, dont la physionomie change d'une manière saisissante sous l'influence de la médication chlorurée.

P.., deuxième cavalier au 6e chasseurs à cheval, tempérament lymphatique, constitution médiocre, est atteint depuis trois ans et demi d'engorgements ganglionnaires s'étendant des régions antérieures des oreilles jusqu'à la moitié des muscles sterno-mastoïdiens; nombreuses glandes à l'aisselle avec plaies grisâtres. 65 bains, 35 douches, 360 verres, 100 verres Maynard, vin de quinquina, huile de foies de morues. Guérison ; état général excellent. Une saison de 1856 avait déjà procuré de l'amélioration.

G..., cuirassier au 1er régiment. Tempérament lymphatique. Adénite sous-maxillaire double; nombreuses glandes du volume d'une olive, roulantes et indolentes. 35 bains, 37 douches, 60 verres, 100 verres d'eau de Maynard. Guérison.

M...., sous-lieutenant au 88e de ligne. Tempérament lymphatique. Diathèse strumeuse. Constitution médiocre ; est déjà venu à Bourbonne en 1856 pour une carie du sternum qui s'y est guérie. Il présente cette année un engorgement des ganglions de l'aisselle droite, avec trajets fistuleux de la région sus-claviculaire et sous-maxillaire. Sa constitution s'améliore sous l'influence des eaux d'une manière remarquable. A son départ, la guérison était à peu près radicale.

Le traitement le plus énergique convient à cette catégorie de malades. Les bains prolongés, les douches, l'eau à l'intérieur à doses aussi élevées que le permet l'état des intestins, ne laissent à redouter aucun accident, s'il n'existe pas de complications: aussi est-il indispensable d'explorer préalablement la poitrine et de s'assurer qu'il n'existe pas d'autres contre-indications. Si une saison est parfois capable de guérir certains engorgements, elle est le plus souvent insuffisante; et quand même le succès paraîtrait complet, il est prudent de ne pas s'en tenir à une seule année, surtout lorsque la constitution paraît entachée du vice scrofuleux. Il faut penser que pour la modifier convenablement cette diathèse réclame un traitement aussi prolongé que puissant. Il serait à désirer que nous eussions à notre disposition des eaux mères semblables à celles de Salins et de Montmorot, qui paraissent si salutaires aux scrofuleux. Nous espérions les expérimenter cette année; des circonstances particulières ne nous ont pas encore permis de le faire.

Coups de feu.

Les blessures d'armes à feu ou produites par les projectiles lancés par la poudre à canon, balles, biscaïens, boulets, éclats de grenades, d'obus, de bombes, éclats de bois et de pierres, etc., laissent après elles des infirmités diverses pour lesquelles, chaque année, de nombreux militaires sont envoyés à Bourbonne. Dans cette dernière période triennale surtout, la guerre d'Orient en a considérablement augmenté le chiffre.

Ces infirmités sont, le plus généralement, des cicatrices adhérentes et douloureuses, des ulcères, des trajets fistuleux entretenus par la pourriture d'hôpital, par des caries, des nécroses, des esquilles et des corps étrangers, les accidents consécutifs aux fractures compliquées ou comminutives, aux lésions articulaires; des paraplégies partielles, etc. Nous ne ferions que nous répéter en entrant dans de nouveaux détails au sujet de la plupart de ces lésions. Nous nous bornerons à passer en revue celles dont nous ne nous sommes pas encore occupés.

Corps étrangers. — Malgré les recherches les plus scrupuleuses faites aussitôt après une blessure d'arme à feu, il arrive souvent que des plaies se cicatrisent sur des corps étrangers, projectiles, fragments d'étoffe, débris de toute sorte. Parfois même, ces corps étrangers séjournent indéfiniment dans les tissus sans éveiller de susceptibilités capables d'en faire soupçonner la présence; moins rarement cependant, ils sont cause de douleurs, de gênes et de fréquents abcès. Par leur proximité des os, ils entretiennent des ostéites, des caries aussi longtemps rebelles que subsistera la cause qui les a fait naître et que très-souvent on ignore. Les eaux réussissent parfois à les éliminer, en déterminant autour d'eux un travail inflammatoire et des abcès qui les font ainsi découvrir. L'élimination des esquilles, véritables corps étrangers, est fort souvent favorisée de la même manière. Nous avons déjà mentionné dans nos rapports antérieurs des faits de ce genre qui ne nous laissent aucun doute sur cette propriété des eaux; nous en citerons encore :

M. M..., lieutenant au 73e de ligne, est atteint de coup de feu à la partie inférieure de la cuisse droite. Après seize jours de traitement, un abcès se forme au niveau de la cicatrice et donne sortie à des morceaux de drap.

M. M..., capitaine au 49e de ligne, est atteint de coup de feu à la partie supérieure et antérieure de la cuisse depuis deux ans. Après le douzième bain, un vaste abcès permet d'extraire sous les muscles fessiers une balle cylindro-conique. Cicatrisation. Nouvel abcès à la fin de la saison, qui reste fistuleux. Sortie d'une esquille.

M. R., sous-lieutenant au 7e chasseurs d'Afrique, a reçu un coup de feu (balle) qui, traversant la poitrine d'avant en arrière, a fracturé l'angle inférieur de l'omoplate gauche et une côte. Abcès près de la cicatrice, sortie d'une esquille.

Contractures musculaires.

Les eaux rendent aussi quelques services dans certains cas de contractures musculaires récentes dues à une légère cicatrice de la substance musculaire, à un foyer inflammatoire guéri qui entourait un muscle sans le comprendre, à une blessure qui a nécessité une position vicieuse prolongée du membre, une trop grande immobilité, et par suite occasionné une rigidité musculaire. Les malades L. et L., atteints tous les deux de coup de feu au talon, ont conservé une rétraction des muscles du tendon d'Achille qui ne leur permet pas de poser le talon à terre. Le premier est guéri de cette infirmité, le deuxième ne tardera pas à l'être. M. R., officier en retraite, atteint d'une infirmité semblable, est aussi en bonne voie d'amélioration.

Cicatrices adhérentes.

Les cicatrices adhérentes aux muscles, aux aponévroses et aux tendons, occasionnent souvent des douleurs par les tiraillements qu'elles éprouvent sous l'influence des contractions musculaires dont elles gênent le libre exercice. Par leur inextensibilité, elles brident le relâchement complet des muscles et limitent ainsi l'action de leurs antagonistes. Les eaux rendent parfois, dans ces circonstances, de bons services. Sous leur influence, le tissu inodulaire acquiert plus de souplesse, les adhérences se relâchent, en même temps l'entrave apportée dans les mouvements diminue et disparaît avec la douleur.

T., invalide, présente une cicatrice au jarret droit (suite de coup de feu) adhérente à la tubérosité interne et aux muscles, et entraînant par la rigidité une flexion continue du genou. Après deux saisons, la cicatrice s'est assouplie, et l'extension du membre a augmenté d'une manière assez notable pour obliger de diminuer la hauteur du talon du malade de 4 centimètres.

C., sergent-major au 7e bataillon de chasseurs, présente sur tout le corps des cicatrices de brûlures occasionnées par l'explosion d'une caisse de cartouches. Les mouvements des mains, et principalement ceux de flexion, sont très-limités par des cicatrices multiples. Après deux saisons, les mouvements avaient repris toute leur étendue avec l'allongement des adhérences.

Le traitement des blessures d'armes à feu doit être approprié aux différents genres de lésion. Nous l'avons décrit au sujet des affections articulaires, des caries, des fractures, des ulcères et des paralysies, etc. La médication thermale, dans toute son énergie, convient aux rétractions musculaires, aux cicatrices adhérentes, et dans le cas où l'on soupçonne la présence d'un corps étranger. Seulement, si l'on a à craindre la rupture pour des cicatrices peu solides, on usera d'abord de la douche légère en arrosoir, ou bien encore on les protégera par l'interposition d'un corps plus ou moins dur, plus ou moins imperméable, tant que sa consolidation ne permettra pas l'action directe de la douche et des bains : nous avons souvent employé le caoutchouc vulcanisé. Il n'est véritablement pas possible de juger, d'après des chiffres statistiques, l'importance réelle du traitement thermal dans les blessures d'armes à feu, ces lésions étant loin d'être identiques dans tous les cas. Beaucoup d'entre elles sont incurables, et, tout en ayant obtenu ce qu'il est matériellement possible d'espérer, nous ne pouvons caser ces résultats dans la catégorie des guérisons.

Nous constations malgré cela, en 1855, plus du quart de guérisons et 65 améliorations sur 127 blessures d'armes à feu, pour lesquelles nous avons reçu les certificats relatifs aux effets consécutifs des eaux. En 1856, les résultats complets ne sont que le dixième. Les améliorations dépassent la moitié. Cette saison, les effets immédiats, sur 239 blessés, nous ont donné 34 guérisons et 140 améliorations.

Parmi les nombreuses observations, nous citerons celle de M. M..., dont nous avons déjà parlé l'an dernier. A la suite d'une blessure par éclat d'obus, l'humérus a été réséqué dans sa continuité, et présente à ce point une pseudarthrose qui permet les mouvements du bras, le fragment supérieur étant ankylosé. La région antérieure de l'épaule présente une vaste cicatrice profonde, adhérente, avec perte de substance. L'année dernière, les eaux ont développé les mouvements du membre, et cette saison nous constatons encore un sensible progrès. La dépression se remplit, les mouvements reprennent de la vigueur et de l'étendue.

M. S..., capitaine, est atteint de coup de feu au bord externe du creux poplité. Balle perdue dans les condyles. Phlegmon diffus. Cicatrisation depuis six semaines seulement. Engorgement dur de tout le membre. Extension du genou incomplète, peu de mouvement du pied. Rétraction du tendon d'Achille. Ne peut faire que quelques pas avec des béquilles; le membre s'engorge. Le pied n'a pas encore été posé à terre. Constitution fatiguée, pâleur. Traitement thermal pendant deux saisons. Résultat des plus satisfaisants. La rétraction cède, les articulations jouent, et la marche peut s'effectuer avec une canne seulement.

M. R... a reçu un coup de feu au bras gauche qui a lésé les nerfs cubital et médian, et par suite causé une paralysie incomplète de la main. Atrophie de la région antérieure et interne de l'avant-bras, des éminences thénar et hypothénar, et des interosseux; anesthésie du tiers interne des régions dorsale et palmaire de la main, et des doigts correspondants. Flexion fort incomplète des doigts, l'opposition du pouce est totalement impossible. L'année dernière, cet officier supérieur n'avait obtenu d'amélioration que dans les mouvements d'ensemble du membre. Pendant l'hiver, l'amendement a progressé. Cet officier a continué chez M. Duchenne les séances d'électricité, et à son retour nous constations plus de liberté et d'étendue dans les mouvements des doigts. Cette saison n'a pas non plus été infructueuse. Après 20 bains, 32 douches, 9 séances électriques, M. R... ressent plus de force, la flexion des doigts a acquis plus d'étendue, la sensibilité a augmenté, et surtout le volume du membre. L'atrophie de la région antibrachiale interne est en voie de disparition, celle de l'éminence hypothénar diminue aussi, et la contractilité électrique devient sensible. Quoique fort lente, l'amélioration est progressive, et nous ne désespérons pas de voir M. R... obtenir une guérison à peu près compète.

M. Q..., major au 32e de ligne, présente une fistule salivaire causée par une balle, qui a traversé la face en brisant la branche ascendante droite du maxillaire inférieur, pour sortir à gauche un peu en avant de la glande parotide. L'ouverture de sortie est restée fistuleuse et donne issue à la salive, surtout pendant les mouvements de mastication. Douches faciales, cathétérisme du canal de Sténon; cicatrisation de la fistule et rétablissement du cours normal de la salive.

Les résultats obtenus cette année, et que nous venons de passer succinctement en revue, tout importants qu'ils soient, ne sont cependant pas encore l'expression complète de l'action des eaux de Bourbonne sur les malades qui en ont fait usage pendant ces quatre mois. Nous ne doutons pas, à en juger d'après les années précédentes, que les effets consécutifs viennent compléter largement ces résultats, grossir le chiffre des guérisons et des améliorations : ce sera le sujet, l'année prochaine, d'un rapport terminal sur le service médical de la saison des eaux de 1857.

www.ingramcontent.com/pod-product-compliance
Ingram Content Group UK Ltd.
Pitfield, Milton Keynes, MK11 3LW, UK
UKHW021104260726
13994UKWH00002B/696

9 782329 313177